AF346843

# DE LA FLUXION

VULGAIREMENT APPELÉE

## PÉRIODIQUE,

OU

## RECHERCHES HISTORIQUES,

PHYSIOLOGIQUES ET THÉRAPEUTIQUES

## SUR CETTE MALADIE,

AUXQUELLES ON A AJOUTÉ DES CONSIDÉRATIONS SUR
LE CORNAGE, LA POUSSE, ET LA SECTION DES NERFS
PNEUMOGASTRIQUES;

### PAR M. DUPUY,

DIRECTEUR-PROFESSEUR DE L'ÉCOLE ROYALE VÉTÉRINAIRE DE TOULOUSE,
MEMBRE TITULAIRE DE L'ACADÉMIE ROYALE DE MÉDECINE, MEMBRE
RÉSIDANT DES SOCIÉTÉS ROYALES D'AGRICULTURE ET DE MÉDECINE DE
TOULOUSE, CORRESPONDANT SPÉCIAL DE LA SOCIÉTÉ DE MÉDECINE DE
PARIS, MEMBRE HONORAIRE DE LA SOCIÉTÉ DES SCIENCES NATURELLES
ET MÉDICALES DE DRESDE, etc.

*Ouvrage utile aux Vétérinaires, aux Cultivateurs, aux
Propriétaires et aux Amateurs de Chevaux.*

## A TOULOUSE,

CHEZ SÉNAC, LIBRAIRE, PLACE ROUAIX.

## A PARIS,

CHEZ M.me HUZARD née VALLAT-LACHAPELLE,
RUE DE L'ÉPERON, N.º 7.

---

### 1829.

TOULOUSE,

Imprimerie de J.<sup>n</sup>-M.<sup>eu</sup> Douladoure.

A Messieurs

# MAURICE RICHARD,

AVOCAT, RUE DE L'UNIVERSITÉ;

# ISIDORE DUPUY,

MAÎTRE DE POSTE ET VÉTÉRINAIRE, A SAINT-JUST (OISE):

# PRUDENT PAYOT,

MARCHAND, RUE DES LOMBARDS.

Témoignage de ma vive et sincère amitié.

Dupuy.

# AVANT-PROPOS.

J'avais formé le dessein de passer en revue les différentes classifications des maladies, depuis Végèce jusqu'à nos jours : j'en aurais fait connaître les avantages et les inconvéniens (1). Je me proposais surtout d'examiner les opinions des auteurs, concernant les épizooties ; j'ai préféré, à cause de l'étendue trop grande du sujet, traiter ces dernières comme le proposait Amoreux. Il serait temps, dit-il, que l'on se mît à distinguer les différentes épizooties, à présenter leur exacte nomenclature dans une série de tableaux qui montrerait d'un coup d'œil le rapport et la dissemblance de toutes les espèces de ces maladies observées et décrites pendant le cours de plus de deux siècles.

Il ajoute que l'épizootie qui se répandit sur les bêtes bovines, vers le commencement du XVIII siècle, fut comme l'éveil qui fixa l'attention générale des Médecins sur les maladies des animaux ; ce fut même ce qui détermina le Gouvernement français à établir les Ecoles vétérinaires.

La perte des bestiaux, surtout ceux de labourage, est toujours une perte immense pour le Cultivateur.

En effet, on a vendu, en 1782, en Frise, pour onze millions de florins ( vingt-trois millions de France ) de beurre et de fromage : qu'on juge, d'après cet exemple, des pertes que ces épizooties peuvent occasionner.

Ou bien, nous aurions exposé les méthodes curatives qui constituent la Thérapeutique générale, en y compre-

---

(1) Voyez Journal pratique, n.º de juin 1829, sur ces Classifications nosologiques.

nant l'Inoculation, l'Émigration ou Transumance, les Accouplemens, les Appareillemens, les Croisemens des races considérés comme véritables moyens préservatifs ; ce qui agrandit la sphère de la Thérapeutique vétérinaire.

Comme il aurait été impossible de traiter des matières d'un si grand intérêt, avec tout le développement convenable, dans une préface, à moins de lui donner une étendue démesurée, nous avons mieux aimé en faire l'objet d'un autre ouvrage qui est très-avancé, et qui paraîtra incessamment. Nous regarderons alors la Médecine vétérinaire, et ses divisions, sous le point de vue de l'Anatomie et de la Physiologie pathologiques, science nouvelle, sur laquelle nous avons réuni, depuis plus de vingt ans, un grand nombre de matériaux.

Nous nous efforcerons de prouver que la Médecine comparée, que nous distinguons avec soin de l'Art vétérinaire ( ce dernier ayant une foule de rapports avec l'économie rurale ), constitue une science particulière qui a ses Principes, ses Méthodes d'investigation, ses Lois, son Diagnostic, son Hygiène, sa Thérapeutique, et enfin sa Théorie et sa Pratique distinctes et séparées des méthodes suivies dans la Médecine de l'homme.

Disons qu'on retardera les progrès de la Médecine comparée, aussi long-temps qu'on continuera à placer l'organisation normale et anormale des solipèdes, ruminans et omnivores, sous la peau de l'homme.

En attendant, nous avons cru utile de publier notre manière d'envisager la Fluxion périodique, le Cornage, la Pousse, et nos expériences sur les nerfs pneumogastriques.

Enfin, nous plaçons nos vues sur ces affections, entre l'indulgence et la sagacité du lecteur.

# DE LA FLUXION

VULGAIREMENT APPELÉE

# PÉRIODIQUE. [1]

———

## MESSIEURS,

Je viens, tout en réclamant votre indulgence, payer aujourd'hui une partie du tribut que la Société impose à chacun de ses membres. J'ai, je vous l'avoue, préféré m'acquitter avec une monnaie d'un titre un peu léger ou trop faible, que de me voir accusé de paresse, et ne rien offrir à une compagnie qui a daigné m'admettre dans son sein avec une bienveillance qui mérite toute ma reconnaissance.

J'aborde mon sujet. Je me propose de prouver que la fluxion appelée vulgairement *lunatique*, *périodique*, a été jusqu'à présent mal envisagée. Le mémoire que je présente aura trois parties distinctes : l'une sera historique ; dans la 2.ᵉ partie, on fera connaître la manière nouvelle d'envisager cette affection, d'après les découvertes sur le système nerveux ; la 3.ᵉ comprendra la thérapeutique.

PREMIÈRE PARTIE.

Exposons d'une manière rapide, pour l'intel-

———

(1) M. Dupuy a lu la partie historique, à la Société de Médecine de Toulouse, le 20 juin 1829.

ligence du sujet , les différentes opinions des auteurs qui nous ont précédés , sans nous enfoncer
dans l'antiquité , où l'on trouve peu de détails
exacts sur les maladies des bestiaux : arrivons à
Solleysel. Cet écuyer avance , dans son Parfait
Maréchal , publié en 1684 , qu'un cheval lunatique est celui qui est affecté d'une fluxion sur
les yeux. Elle se montre au temps de la lune ,
et est plus dangereuse au déclin qu'au 1.er quar-
tier. Le signe qu'il donne comme le plus certain
de la maladie, c'est que l'œil réfléchit la couleur
de feuille morte. On ne doit donner au cheval
lunatique aucun grain , ni pratiquer la saignée ,
mais lui placer un séton entre les deux oreilles.
C'est le moyen , suivant lui , de détourner les
humeurs qui tombent sur les yeux ; il propose
aussi l'opération de barrer la veine du larmier ,
ou bien de lier les deux jugulaires ; il regarde
comme spécifique la rue , ainsi que l'eau de sa-
turne et la pierre divine ; il prétend enfin que
cette maladie est héréditaire.

Jean Taquet dit que la cause de cette fluxion
n'est pas due à l'avoine , parce qu'elle échauffe
trop les poulains , mais bien aux efforts qu'ils
sont obligés de faire pour la mâcher ; aussi
propose-t-il de la faire moudre pour éviter cet
inconvénient. Solleysel n'ayant lu dans aucun
auteur d'observation semblable , a cru utile de
publier la remarque de Taquet ; il finit par
dire que les remèdes ont peu d'efficacité contre
cette maladie , qui entraîne presque toujours la
perte de la vue.

De Garsault, dans son nouveau Parfait Maréchal, considère la fluxion périodique comme
la maladie la plus dangereuse, la moins guéris-
sable de celles qui attaquent les chevaux ; elle
est due à l'obstruction des viscères du bas-ventre,
et à un état de faiblesse des yeux. Il ne croit
point à l'influence de la lune, sur laquelle on
est revenu ; il croit devoir admettre plutôt qu'elle
dépend d'un défaut de conformation de naissance : il observe que la chaleur, le froid, la
fatigue aggravent cette maladie, qu'on ne guérit
point radicalement. Son traitement consiste à
employer la saignée, les fondans, les apéritifs.
Il recommande de purger de temps en temps
l'animal avec l'aloès, et d'introduire entre les
paupières quelques gouttes de vin émétique
chaud, à moins que l'inflammation ne soit trop
forte ; car alors il faudrait appliquer des cata-
plasmes adoucissans, et placer des sétons derrière les oreilles ou sous les yeux. Les taches de
la cornée lucide seront traitées avec le sucre,
le sel ammoniac, la tutie. Enfin, l'auteur propose
de souffler dans l'œil une autre poudre dont nous
n'avons pas cru utile de rapporter la formule.

Lafosse, dans son Guide du Maréchal, publié
en 1766, envisage la maladie, appelée lunatique,
comme un épaississement de l'humeur aqueuse et
de l'opacité de la cornée lucide. Elle est héréditaire, et attaque sur-tout les chevaux élevés
dans les pâturages marécageux ; il emploie pour
guérir cette maladie des sétons au-dessous de la
crinière, et des lotions tous les matins avec de

l'eau fraîche ; et comme la cataracte ou l'opacité du cristallin est une terminaison ordinaire de la fluxion lunatique , il décrit l'opération de la cataracte par extraction , qui lui a réussi à plusieurs reprises. La description de cette maladie de son grand Cours d'Hyppiatrique est absolument la même ; l'auteur s'est évidemment copié sans aucun changement.

Dans sa Médecine vétérinaire , imprimée à Lyon en 1771 , Vitet traite de cette maladie , sous le nom d'inflammation intermittente de l'œil ; au début, cet organe s'enflamme , les paupières se gonflent et se ferment, et il coule du grand angle de l'œil une sérosité abondante : ces phénomènes durent une ou deux semaines, se manifestent de nouveau un ou deux mois après , quelquefois l'intervalle est plus long , jusqu'à ce que la cataracte soit entièrement formée. Elle est périodique , sans cependant se régler sur le cours de la lune ; elle passe pour être héréditaire, et occasionnée par des pâturages marécageux, par une écurie humide , mal aérée , par de l'avoine nouvellement récoltée et donnée en trop grande quantité. Les moyens curatifs indiqués sont de placer un séton au poitrail , qui y restera cinq ou six mois ; d'exposer l'œil aux vapeurs d'encens ou de benjoin , et d'introduire entre les paupières de l'onguent, avec vitriol et miel à parties égales ; de lotionner l'œil dans l'intervalle des accès, avec de l'infusion de feuille de chélidoine, en ajoutant de l'alun et du miel ; on donnera pendant l'accès des lavemens , composés avec

racine d'angélique et tartre vitriolé ; pour nourriture de bon foin , et de l'eau aiguisée avec le
sel marin pour boisson. La saignée , les purgatifs
ont été peu efficaces.

Chabert, dans le tome 1.<sup>er</sup> des Instructions
vétérinaires , dit que la fluxion périodique est
une maladie des yeux qui affecte tous les mois
certains chevaux. L'œil est brillant, clair , et
paraît très-sain dans l'intervalle des périodes ;
il est trouble , éteint , larmoyant dans le pa-
roxisme ; les paupières sont gorgées , l'œil est
fermé , et il s'ouvre à mesure que la fluxion se
dissipe. On aperçoit alors au bas de la cornée
lucide un nuage formé par une matière jaunâtre
qui disparaît dans l'espace de huit jours et quelquefois plus. La cécité est la terminaison la plus
ordinaire de cette maladie , et le cheval qui en
est affecté s'appelle lunatique.

Dans un mémoire manuscrit du même auteur,
cette maladie est regardée comme la plus grave
qui puisse attaquer les yeux du cheval. S'étant
montrée jusqu'à présent incurable , et se terminant par l'opacité du cristallin, quelques auteurs
ont conseillé sérieusement de crever un œil
pour conserver l'autre , avis aussi ridicule que
celui de Toinette , dans le Malade imaginaire.
On a donné à cette fluxion le nom de périodique , parce qu'elle se montre à des époques plus
ou moins éloignées ; elle affecte les jeunes chevaux, sur-tout à l'époque de la sortie des crochets et des dernières molaires , c'est-à-dire de
trois à huit ans , rarement plus tard. Les che-

( 8 )

vaux de Saint-Maixent, de Niort, de Fontenai,
l'éprouvent après l'âge de sept ans. Presque
toutes les jumens destinées à la reproduction y
sont aveugles. Les poulains de la Franche-Comté,
ainsi que ceux de Béfort et d'Huningue, y sont
exposés après le sevrage ; ceux qui sont élevés
sur des terrains bas, marécageux ou aquatiques
en sont fréquemment attaqués ; les symptômes
qui la caractérisent sont les mêmes, sur-tout
dans la 1.<sup>re</sup> période, que ceux de l'ophtalmie
accidentelle. L'auteur fait une longue énumération des symptômes, que nous n'avons pas cru
devoir rapporter, puisqu'ils sont les mêmes
que ceux que nous avons déjà fait connaître. Il
observe que cette affection parvenue au plus
haut degré d'intensité, les symptômes se dissipent graduellement, et que l'humeur aqueuse,
qui était trouble, reprend peu à peu sa transparence. On voit alors se précipiter une matière
blanchâtre au fond de la chambre antérieure. Il
fait remarquer que si l'iris jouit de tous ses
mouvemens, le cristallin est intact ; dans le cas
contraire, il est altéré. Le temps que la nature
emploie pour opérer la résolution ou l'absorption de la matière qui a troublé l'humeur aqueuse,
est ordinairement de quatre à cinq jours. Cette
fluxion affecte rarement les deux yeux en même
temps ; elle se manifeste le plus souvent sur un
seul, jusqu'à ce que la vue y soit abolie et la
cataracte formée.

Les saignées, les vésicatoires, les sétons, les
purgatifs, changent rarement la marche de cette

fluxion, sur-tout quand elle a attaqué plusieurs fois le même œil. L'auteur fait consister cette maladie dans le trouble de l'humeur aqueuse et dans la précipitation d'une matière puriforme au fond de la chambre antérieure ; aussi croit-il que c'est cette époque qu'on devrait saisir pour évacuer cette matière au moyen de la ponction de la cornée lucide. D'après lui, on peut expliquer le retour des périodes par le transport de l'humeur purulente sur l'œil non affecté. Nous ferons remarquer qu'il y a ici une contradiction évidente, puisque l'on regarde le dépôt comme critique, et en même temps comme une cause capable de renouveler la maladie. En effet, si le dépôt est critique, la maladie est considérée comme jugée. Comment la matière de ce dépôt pourrait-elle reproduire une maladie nouvelle ? Une pareille hypothèse est inadmissible.

Au reste, l'auteur attribue la fluxion au sevrage prématuré, à la mauvaise nature des pâturages, à des fourrages nouveaux, mal récoltés, à l'évacuation incomplète de la gourme, au travail avant que l'animal soit formé, à la malpropreté, à la température trop élevée des écuries, aux embarras du bas-ventre et aux coups de sang à la tête. Nous ne suivrons pas Chabert dans tous les détails dans lesquels il est entré sur ces causes, qui peuvent non-seulement occasionner la fluxion périodique, mais un très-grand nombre d'autres maladies. En effet, ces causes sont présentées d'une manière trop générale et tellement conditionnelle, qu'il est impossible de les admettre. La matière morbifique à laquelle l'auteur attribue tous les désordres, est une hypo-thèse qui n'est nullement fondée sur l'observation et l'expérience, et qui, si elle était admise, conduirait à une pratique faible et sans action.

Huzard fils, dans son Esquisse de Nosographie vétérinaire, page 235, regarde la fluxion lu-natique, ou mieux fluxion périodique, comme une maladie particulière aux solipèdes. Il croit que plus les accès se renouvellent, plus ils de-viennent graves, et plus ils laissent de traces profondes, jusqu'au moment où ils amènent la perte de la vue. Cette maladie, d'après lui, est divisée en trois époques. Dans la première, il y a rougeur de la conjonctive, larmoiement, tuméfaction des paupières, l'œil reste fermé. Dans la deuxième, les symptômes inflamma-toires se dissipent; l'humeur aqueuse reprend sa transparence, une matière blanchâtre se pré-cipite dans la partie inférieure de l'œil. Dans la troisième et dernière, l'œil redevient malade; l'humeur aqueuse perd de nouveau sa transpa-rence, et l'organe reprend ses facultés primi-tives. La fluxion commence par affecter un œil, et l'autre l'est bientôt après; les causes de cette affection sont encore bien peu connues. C'est cette raison qui a fait proposer depuis long-temps, par la Société royale d'Agriculture de Paris, un prix sur cet objet. Le traitement a été suivi de peu de succès, aussi le passerons-nous sous silence. L'auteur prétend que les Anglais ont conservé un œil sain, en ouvrant

avec un bistouri la cornée lucide de l'œil
malade. Par ce procédé, l'on dérange le cristallin, et l'on détermine la suppuration et la
fonte générale de l'œil. L'auteur traite aussi de
la cataracte ou de l'opacité du cristallin, comme
étant une suite de la fluxion périodique. Il dit
que l'opération par extraction a été faite avec
succès par M. Valet, Vétérinaire ; mais malheureusement les chevaux sont devenus peureux,
ombrageux, et plus dangereux que s'ils fussent
restés aveugles.

Dans les notions fondamentales de l'art vétérinaire de M. Labère-Blaine, la maladie qui
nous occupe est regardée comme une inflammation des tuniques de l'œil, nommée par les
Maréchaux, *cécité lunaire* ou *lunatique*. Il fait
remarquer que les anciens écrivains étaient peu
au fait de cette affection, et combien on a peu
à se louer de leurs découvertes. Il ajoute que les
symptômes de cette fluxion sont bien connus de
ceux qui ont l'habitude de voir les chevaux ; elle
se manifeste tout à coup par le gonflement des
paupières, l'écoulement des larmes, la rougeur
du globe et le trouble de l'humeur aqueuse ; elle
n'affecte ordinairement qu'un œil. M. Coleman,
qui s'est beaucoup occupé de l'étude de cette
maladie, croit que c'est une affection spécifique
goutteuse. L'incertitude de son siége a donné
lieu à la coutume barbare de crever un des yeux
pour conserver l'autre ; chaque fois que l'attaque
se répète, l'œil devient moins transparent, et
l'inflammation gagne le cristallin, qui, à son

tour, devient de plus en plus opaque : cette opacité constitue la cataracte par où se termine presque toujours cette maladie. M. Coleman suppose qu'elle est due à la pléthore qui se manifeste à l'âge adulte du cheval ; mais l'auteur fait observer que cette explication est loin de suffire à tous les cas ; elle dépend plutôt de quelques particularités de l'organisation à cette époque de la vie. Il regarde comme vraisemblable qu'une connaissance plus approfondie de l'anatomie de la tête, mettra avec le temps à portée de découvrir à quoi tient cette disposition. Cette affection, considérée comme spécifique et constitutionnelle, réclame des moyens capables d'opérer un changement dans l'économie et une plus parfaite constitution. Coleman a mis en usage un grand nombre de moyens curatifs, qui ont été sans efficacité ; il n'a jamais pu s'opposer au retour des attaques, soit par des saignées locales et générales, soit par des vésicatoires sur la tête, soit enfin en introduisant du laudanum entre les paupières ; il propose d'ouvrir les vaisseaux de la conjonctive au moyen de la lancette ou d'une paire de ciseaux ; les sangsues sont aussi très-convenables ; il n'approuve pas la saignée faite à la veine temporale ; il remarque que la ligature des carotides n'a procuré qu'un mieux momentané ; il blâme avec raison l'enlèvement de la membrane clignotante ; il ne se montre pas plus favorable pour l'opération de la cataracte, parce que, outre l'opacité du cristallin, il y a un grand dérangement dans l'intérieur de l'œil ; d'ailleurs , le cheval serait alors forcé de porter des lunettes , sans quoi il serait privé des avantages qui résulteraient de l'extraction du cristallin.

En juillet 1824 , le Ministre de l'intérieur a consulté l'École d'Alfort sur la fluxion périodique ; il a envoyé des documens pour savoir si cette maladie était héréditaire. Parmi les vingt pièces dont Son Excellence a bien voulu donner communication à l'Ecole , seize ne sont que des articles détachés qui servent d'appui au rapport de M. Bonneval, Directeur alors du haras du Pin. Il résulte que les poulains achetés dans le Limousin, et transportés dans certaines contrées du département de l'Isère , ont été préservés ou guéris radicalement de cette affection. Mais M. Bay ajoute que la fluxion est commune dans les pays couverts et humides de ce département : ce dernier dit que le Limousin est divisé en partie *haute* et en partie *basse* , et que les habitans eux-mêmes en font très-bien la différence , relativement à la fréquence et à l'intensité de la fluxion périodique. On demande depuis long-temps si la fluxion périodique est une maladie enzootique , si elle dépend du climat, des localités , enfin si elle est héréditaire ? De fortes présomptions tendraient à faire croire que ces trois causes existent ensemble ; cette fluxion est très-rare à Tarbes , puisque sur deux cents poulains navarrins , élevés dans ce dépôt depuis 1808 jusqu'en 1819 , deux seulement en ont été attaqués , quoique les parens de plusieurs d'entr'eux fussent fluxionnaires. La même maladie est au contraire très-commune aux environs de Pompadour.

En 1815, d'après les ordres du Gouvernement, dix poulains navarrins sont envoyés à Pompadour, et neuf limousins à Tarbes. La maladie attaque dans ce dernier lieu cinq limousins : de dix navarrins transportés à Pompadour, cinq en sont également atteints. On remarque seulement que les limousins sont malades d'un à deux ans, et qu'à Pompadour la maladie ne se développe, chez les Navarrins, que de trente-deux à trente-neuf mois.

L'éruption des dents de remplacement s'est faite dans les premiers un ou deux mois plus tôt qu'elle n'a lieu dans le pays natal ; elle a été très-retardée au contraire dans les navarrins envoyés à Pompadour.

Il paraîtrait naturel de conclure que le climat de Tarbes n'est pas propre au développement de la fluxion périodique, tandis que celui de Pompadour la rend plus fréquente et plus maligne.

En 1817, vingt poulains d'un an furent achetés en Limousin, et pareil nombre à Tarbes ; dix furent envoyés dans ce dernier endroit, et dix navarrins à Pompadour ; en sorte que, dans chaque établissement, il est resté dix poulains indigènes pour terme de comparaison.

Les vingt poulains envoyés à Pompadour furent partagés entre deux succursales, Maraval et Larivière. Cinq ont été atteints de la maladie ;

savoir, un limousin et quatre navarrins, mais tous à Larivière, tandis qu'un seul limousin est devenu fluxionnaire à Tarbes. A Larivière, le pays est bas et humide ; à Maraval, l'exposition est toute différente. Enfin, M. Bonneval croit être autorisé à regarder cette fluxion comme héréditaire.

Il résulte de ces expériences que, dans les pays humides, entourés de bois, la maladie est très-fréquente et très-grave, et que pour décider la question de l'hérédité, il faudrait transporter à Tarbes des jumens limousines, fécondées par des étalons déjà affectés de la maladie, parce qu'en envoyant de Pompadour à Tarbes des poulains limousins d'un an, ces jeunes animaux avaient déjà vécu pendant un temps plus ou moins long dans un pays où cette fluxion est très-fréquente. Ils pouvaient donc avoir déjà contracté le germe de la maladie avant leur transplantation : ce qui n'arriverait pas, si l'on adoptait le plan proposé plus haut. Cette modification aux expériences paraît indispensable, pour constater si la fluxion périodique jouit ou non de la funeste propriété de se transmettre des pères aux enfans.

Ce rapport, que nous avons abrégé autant que possible, a été fait par M. Girard fils, au nom du Directeur et des Professeurs de l'École d'Alfort, et transmis à Son Exc. le Ministre de l'intérieur.

En consultant le volume de la Société royale et centrale d'Agriculture de Paris, pour l'année 1823, il se trouve un Mémoire d'une certaine étendue de M. Boin, Vétérinaire au dépôt d'étalons à Saint-Maixent ( département des Deux-Sèvres ). Nous croyons utile d'en donner une analyse succincte.

« La cécité est devenue très-commune dans » certaines contrées de France ; elle est très- » préjudiciable aux propriétaires qui se livrent » à l'éducation du cheval. La fluxion périodique » est peu connue : des idées vagues et surannées » sur la nature et les causes de cette maladie, » composent jusqu'à présent toute la théorie, et » quelques moyens empiriques toujours ineffi- » caces, en constituent toute la thérapeutique. » L'auteur, placé depuis plus de vingt ans dans un dépôt d'étalons, a eu de fréquentes occasions d'observer cette maladie ; il a cru utile de faire connaître au public le résultat de ses nombreuses recherches. Cette fluxion est, suivant lui, une inflammation de toutes les parties du globe ocu- laire ; elle n'attaque que les solipèdes ; elle se manifeste sur un œil, plus rarement sur les deux à la fois ; elle est distinguée en trois périodes. Dans la première, l'œil est douloureux et très- chaud, les paupières tuméfiées, la conjonctive rouge et gorgée, la sécrétion des larmes aug- mentée, l'impression de la lumière douloureuse, la cornée devient blanchâtre, le corps cligno- tant couvre en partie l'œil, l'humeur aqueuse se trouble et la pupille est très-resserrée.

Dans la deuxième, les symptômes inflamma- toires sont moins intenses, les paupières sont moins tuméfiées, l'humeur aqueuse moins trou- ble, la cornée lucide reprend sa transparence.

Il se précipite , au bas de la chambre antérieure ; une humeur blanchâtre , qui prend la forme d'un cercle ou d'un croissant ; il n'est plus possible alors de méconnaître cette affection.

Dans la troisième période , l'œil éprouve un nouvel orgasme, l'humeur aqueuse se trouble de nouveau , mais la résolution s'opère graduellement ; l'inflammation se calme, et l'œil malade reprend peu à peu l'aspect d'un œil sain. Dans quelques cas la marche est si tumultueuse et si rapide , que l'œil est perdu en quelques jours ; les intervalles entre les accès sont très-variables ; ils sont tantôt de quinze jours , d'autrefois de trente à quarante ; enfin , de six mois et même de douze. Ce qu'avance la Guerinière, que sept ou huit accès répétés de suite , occasionnent la perte de la vue , est loin d'être prouvé ; la terminaison la plus ordinaire est l'opacité du cristallin ou cataracte ; celle-ci se montre par un petit point qui gagne de plus en plus , et envahit tout le corps de l'organe.

A l'ouverture des yeux cataractés , le cristallin s'est trouvé opaque, petit , mais très-souvent augmenté de volume , séparé de sa capsule et de couleur blanchâtre. L'iris est rompu , frangé , contractant des adhérences avec le cristallin , la pupille très-dilatée ; enfin , la rétine paraît moins épanouie et rétrécie. Cette maladie était connue depuis long-temps ; Pline dit que les chevaux sont exposés à une maladie des yeux à la lune croissante. Les erreurs d'une foule de croyances et de prejugés sont consignées dans les ouvrages de Pline et de Gesner, et c'est de là qu'elles se sont répandues généralement.

Les causes sont divisées par l'auteur en *prédisposantes* et en *déterminantes*. Les premières sont déduites de l'âge, de la dentition, du tempérament et de l'hérédité. Les deuxièmes causes sont tirées des pâturages, froids, humides, des habitations malsaines, des vices du régime, du mauvais emploi des forces de l'animal, et de la manière vicieuse dont se fait la reproduction.

Cette fluxion se manifeste depuis la naissance jusqu'à l'âge de sept ans ; dans cette période de la vie, la tête est un centre continuel de fluxion, sur-tout à l'époque de la protusion des dents où l'œil s'enflamme et devient moins transparent ; elle a été attribuée à la sortie des crochets, qui est toujours douloureuse.

Les chevaux doués de peu d'énergie, faibles, mous, ce qui annonce une prédominance du système lymphatique, y sont aussi très-exposés. Mais la cause, suivant l'auteur, qui mérite de fixer davantage l'attention, est l'hérédité ; il rapporte des faits qui confirment cette assertion. Buffon, d'ailleurs, n'a-t-il pas dit que le cheval communiquait par la génération presque toutes ses bonnes ou ses mauvaises qualités ; aussi propose-t-il d'exclure des haras, tout cheval difforme, morveux, poussif, lunatique, hargneux, rétif, ombrageux ; il ajoute qu'un étalon de trait de race poitevine, qui jouit pendant plusieurs années de toute l'intégrité de sa vue, donna des productions qui furent attaquées de la fluxion périodique vers l'âge de deux à trois ans, et il finit lui-même par devenir aveugle des suites de cette fluxion ; un autre étalon de selle a fourni les mêmes observations.

L'usage des herbes qui croissent sur des prai_ries qui reçoivent des engrais, occasionne cette maladie ; il cite à ce sujet un fait très-curieux : les chevaux, jeunes ou vieux, qu'on fait pâturer sur une prairie située près de la ville de la Châtaigneraie (Vendée), sont attaqués de la fluxion périodique quelques mois après leur séjour sur cette prairie, qui est arrosée par les eaux et les égouts de la ville. Il observe que la cécité est très-commune dans les lieux bas, boisés, où l'humidité est permanente ; il en est de même des habitations humides ; l'auteur dit qu'on ne doit point donner aux jeunes animaux des alim̃ens qui exigent une mastication trop forte, sur-tout les grains ronds, comme fèves, vesces, etc., parce qu'ils exigent une pression forte et prolongée des mâchoires pour être broyés. Cette mastication faisant affluer le sang à la tête, détermine l'engorgement des vaisseaux de l'œil, d'où peut naître cette fluxion. L'idée du duc de Newcastle est-elle bien juste, et n'est-elle pas trop hasardée et trop exclusive, lorsqu'il prétend que c'est folie de croire que l'avoine pouvait faire devenir les poulains aveugles ? et depuis on a préconisé l'usage de l'avoine. Au reste, on sent bien que le régime des animaux du Nord ue peut pas être le même que celui des chevaux du Midi. Une autre cause est la négligence qu'on apporte dans le choix des étalons , puisqu'on consacre à la reproduction des chevaux viciés , défectueux , aveugles , qui ne manquent pas de communiquer à leurs fruits les tares dont ils sont atteints : Mais ce qui peut rendre les éleveurs insoucians sous ce rapport , c'est qu'ils vendent ces jeunes animaux avant l'apparition de la fluxion périodique ; ensuite les gardes étalons calculent presque toujours d'après leur intérêt particulier , au détriment de l'amélioration de l'espèce ; leur peu d'aisance et d'instruction s'opposent encore à ce qu'ils renouvellent des étalons vieux et d'une mauvaise constitution. Il serait convenable de rejeter impitoyablement tous les étalons dont les ancêtres auraient été affectés de maladie des yeux. On doit espérer que les haras royaux diminueront le nombre des chevaux qui sont en proie à cette maladie , et on peut avancer que plus les haras prendront une marche certaine d'amélioration , moins on observera la fluxion ; le bien pourra se faire lentement, mais avec de la persévérance il s'opérera : cette époque désirée pourrait s'accomplir plus promptement , si on instruisait les gardes étalons sur l'importance du bon choix qu'on doit faire des étalons suivant les localités.

Les Vétérinaires , tout en reconnaissant à la fluxion périodique un type inflammatoire , se sont peu occupés des moyens de la combattre avec efficacité ; ils n'ont pas assez reconnu l'importance d'éteindre cette inflammation dès le début par des saignées locales et générales réitérées ; les inflammations qui affectent les yeux du cheval étant toujours très-rebelles et difficiles à guérir.

Ainsi on emploiera avec persévérance les saignées locales par les sangsues, accompagnées des autres moyens auxiliaires , tels que des boissons émollientes , des lavemens de même nature , des lotions adoucissantes, qu'on secondera par l'usage de bons alimens d'une mastication facile et en petite quantité ; on aura soin de couvrir les yeux pour éviter l'impression trop vive des rayons lumineux. L'auteur remarque que l'inflammation augmente plutôt que de diminuer, si on applique des sangsues en trop petite quantité. Nous ne reviendrons pas ici sur les moyens préservatifs déjà indiqués. On doit concevoir qu'on rencontrera beaucoup d'obstacles pour la guérison : cette maladie étant constitutionnelle ou héréditaire, sur-tout si l'on ne peut mettre en usage l'émigration ou la transhumance.

L'auteur ne croit pas que l'opération de la cataracte offre beaucoup d'avantage, soit qu'on la fasse par extraction ou par abaissement. Les raisons qu'il donne, c'est qu'il existe des lésions nombreuses et graves dans l'œil malade ; il est dans un état de dépérissement, l'iris a contracté des adhérences avec le cristallin ou avec la cornée lucide. Il n'est point du tout partisan de cette opération dont, il faut le dire , il exagère beaucoup les inconvéniens.

S'il est vrai que dans le procédé par extraction, non-seulement le cristallin, mais l'humeur vitrée viennent à sortir, et que l'œil est vidé et par conséquent perdu, il n'en est point de même par la méthode de l'abaissement, sur-tout si on emploie l'aiguille de *scarpa* modifiée, puisqu'il sort à peine quelques gouttes de l'humeur aqueuse. Cette opération est si simple, si facile, qu'on ne conçoit pas pourquoi on l'emploie si rarement; et ceux qui répètent qu'elle ne réussit pas, n'ont jamais pratiqué cette opération. Nous ne connaissons qu'un très-petit nombre d'essais qui ont été tentés, et quand bien même ils n'auraient point réussi, ce ne serait pas une raison pour conclure que l'opération est inutile et pour l'abandonner tout-à-fait. On doit concevoir que cette maladie est difficile à guérir, s'il est vrai que des portions du nerf de la cinquième paire sont comprimées et déviées par la pousse des racines des dents molaires, comme nous le prouverons plus tard : c'est peut-être cette circonstance qui rend l'opération de la cataracte par abaissement inefficace, plutôt que les difficultés et les suites de l'opération, sur-tout si elle est faite par abaissement et par notre procédé.

Dans le Mémoire sur l'amélioration des chevaux en Alsace, par Thiery, imprimé à Strasbourg en 1822, l'auteur parle, dans le chapitre 3, sur les causes de la cécité et sur les moyens de la prévenir. Il met au nombre des causes, 1.º *l'hérédité*, 2.º *les locaux malsains*, 3.º *le sevrage prématuré*, 4.º *la nourriture trop échauffante*, 5.º *un trop long séjour des poulains dans les écuries, 6.° un travail forcé et prématuré ; 7.° et les jumens en chaleur auxquelles on refuse l'étalon.*

Il fait observer que, par des précautions sages, comme la saignée, les sétons , un régime rafraîchissant, on peut retarder l'époque de la cécité. Le nombre des chevaux aveugles par l'hérédité est très-borné aujourd'hui dans le pays , puisqu'il n'a pu découvrir que dix-huit individus qui ont été attaqués de cette maladie sur plus de six mille chevaux. Il rapporte un exemple frappant d'un étalon entier de huit ans qui donna treize productions , onze devinrent aveugles avant quatre ans , les deux autres furent enlevées par les armées alliées. Tous ces animaux ayant été atteints au même âge , le propriétaire reconnut l'origine du mal ; il cessa d'employer à la reproduction des animaux aveugles, ou issus de parens frappés de cécité. Son exemple a été imité , et depuis qu'on a pris cette sage précaution, les poulains de sa commune ont conservé la vue intacte. Un autre exemple d'une jument âgée de douze ans qui avait une vue grasse, les yeux couverts et petits , un tête chargée et mal attachée ; elle a produit deux poulains qui furent atteints de cécité. Cette jument avait été ménagée pour le travail et nourrie avec des substances rafraîchissantes ;' elle a cependant perdu la vue, ainsi que ses rejetons. Un autre propriétaire avait eu autrefois douze chevaux devenus aveugles par suite d'hérédité, et depuis, n'ayant plus employé à la multiplication que des animaux qui avaient une vue bonne , les productions conservèrent d'excellens yeux, quoiqu'ils fussent soumis au même travail, au même régime que ceux qui auparavant avaient été frappés de cécité. On a pu, par des précautions très-bien entendues, s'opposer à la perte de la vue dans une pouliche âgée de deux ans, issue d'une mère aveugle par suite de la fluxion périodique. Un autre poulain de deux ans trois mois a perdu la vue, malgré tous les soins qu'on lui a prodigués : il était né avec une vue altérée ; mais il est utile de remarquer que c'était une production d'une mère qui elle-même était aveugle par suite de la fluxion périodique. Une pouliche, fille d'un étalon affecté de la fluxion périodique, et qui a fini par perdre la vue, a été atteinte presque en naissant, et a été complètement aveugle à dix-huit mois par suite de cette affection.

L'auteur a reconnu que les chevaux qui devenaient aveugles des suites de l'insalubrité des habitations, ont toujours été atteints de cette fluxion pendant l'hiver. Il attribue cette maladie à ce que, dans cette saison, le cheval séjourne bien plus long-temps à l'écurie que dans l'été. D'ailleurs, la température y est plus grande, ainsi que l'humidité. Il ajoute que l'on enlève aussi moins fréquemment le fumier ; et par ses recherches, il a constaté que depuis deux ans il n'y avait plus de cécité occasionnée par cette cause, parce que les propriétaires ont aéré les écuries, les ont mieux éclairées, nettoyées, et ont entretenu une très-grande propreté. L'auteur est persuadé que la vue s'affaiblit dans l'inaction, et qu'en passant de l'obscurité au grand jour, l'œil de l'animal se fatiguait et s'altérait. Il conseille de ne sortir les chevaux qu'après avoir parfaitement éclairé l'écurie au moins pendant dix minutes. Il rapporte qu'un propriétaire, homme très-entendu, avait l'habitude de donner le regain en très-petite quantité et mélangé avec de la paille ; mais un domestique qui ne connaissait pas les effets du regain pur, et qui désirait avoir des chevaux gras, en donna avec profusion ; trois de ses animaux ne tardèrent pas à être atteints de la fluxion périodique. Ce fait est d'autant plus remarquable, que sur vingt chevaux qu'il a élevés chez lui, ces trois furent les seuls qui en furent affectés. On donna à un cheval de neuf ans des fourrages nouveaux sans précaution, et il ne tarda pas à perdre la vue.

Depuis ce temps le propriétaire ne fait consommer ses fourrages qu'après qu'ils ont fermenté. Il les mêle aussi avec de la paille, dont il apprécie les bons effets, et ces chevaux n'ont plus éprouvé la moindre atteinte de la fluxion périodique. Un autre propriétaire attribuant la fluxion périodique qui affectait ses chevaux, à la trop grande quantité de féveroles qu'ils mangeaient, en réduisit la quantité ; il avait soin de les faire tremper, et il s'est écoulé quatre ans sans qu'il eût des chevaux atteints de cette fluxion. Mais un domestique augmenta la ration de féveroles à l'insu du propriétaire, et l'un de ses chevaux ne tarda pas à devenir aveugle.

Depuis cette époque , il donne des féveroles en petite quantité ; il prend , comme les autres cultivateurs, la précaution de les mêler avec de l'orge et du son , et il s'en trouve très-bien. Un propriétaire qui avait vu ses chevaux attaqués de la fluxion , pour avoir consommé la luzerne sèche et avec profusion , en donna moins ; il la fit mêler avec de la paille , et, pendant seize ans , pas un animal ne fut attaqué de fluxion ; mais elle se renouvela chez lui par l'imprudence d'un domestique qui, jaloux d'avoir des chevaux en bon état, outre-passa la quantité fixée par son maître , et de plus négligea d'y mêler de la paille. Un autre propriétaire a soin de mêler du trèfle avec de la paille , mais le domestique donna du trèfle pur avec profusion; un cheval fut bientôt frappé de cécité. Le propriétaire fut d'autant plus sensible à cette perte, qu'il avait pris les plus grandes précautions pour prévenir cet accident , et qu'il entretient habituellement douze à quinze chevaux. Un animal de deux ans quatre mois, et fatigué par un travail au-dessus de ses forces , auquel on donnait pour nourriture des féveroles, perdit bientôt la vue. Depuis , le propriétaire a pris le parti de ne faire travailler ses poulains qu'après l'âge de trois ans à trois ans et demi; il a soin de faire concasser les féveroles , de les mêler avec de l'orge et du son, et de ne donner ces alimens qu'en petite quantité : cette méthode lui a parfaitement réussi. Un poulain de deux ans et demi devint aveugle , parce qu'on le soumit à un tra-

vail prématuré , et qu'il fut nourri par du trèfle
vert pur. Depuis il mélange le trèfle avec la
paille , et ne fait travailler ses poulains qu'à
trois ou quatre ans ; il a lieu de s'applaudir de
cette précaution. Il est à remarquer que sur plus
de deux cents chevaux qui existent à Rouffac ,
près Colmar , suivant M. Thiery , aucun n'a été
atteint de la fluxion périodique depuis ce dernier
exemple. Une jument âgée de neuf ans, fut forcée
de parcourir en une heure plusieurs lieues par
des chemins très-mauvais ; elle était remplie d'ar-
deur , et perdit la vue. L'auteur assure qu'une
jument, forcée de courir rapidement pendant la
chaleur du jour, fut frappée subitement de cécité
le jour même; il cite encore un autre exemple
semblable. Une pouliche de quatre ans , nourrie
de pommes de terre crues , données avec profusion , et soumise à un travail forcé , ne tarda
pas à devenir aveugle. Depuis le propriétaire a
supprimé cette nourriture; il entretient ses animaux avec la paille de froment , de la luzerne
et du trèfle mélangés , et il n'a plus éprouvé
d'accident. Une jument de cinq ans est devenue
aveugle, tenue à une nourriture rafraîchissante,
et l'on attribue la cécité à ce que les chaleurs de
cette jument furent extraordinairement arden-
tes. L'auteur cite cinq autres exemples semblables , et termine par assurer qu'il a passé neuf
mois dans des recherches continuelles pour
obtenir les faits qu'il vient de communiquer, et
il croit que s'il y a d'autres causes , elles sont
particulières et individuelles. Il a eu soin, dit-il,

de rapporter des faits recueillis dans les cantons où la fluxion est la plus fréquente ; il ajoute que les cultivateurs sont parvenus, en réformant les abus, à diminuer de beaucoup le nombre des chevaux affectés de la fluxion périodique ; il croit avoir prouvé que la cécité n'est pas inhérente aux chevaux alsaciens, comme on l'a prétendu ; que les causes en sont bien connues, et qu'on est parvenu à se préserver presque entièrement de cette maladie. Il aime à se persuader , en terminant ses tableaux , que les cultivateurs alsaciens se conformeront de plus en plus aux règles de l'hygiène.

M. Godine, ancien Professeur d'Alfort , vient de publier deux articles sur la fluxion périodique dans le Journal pratique. Il commence par avertir que la fluxion périodique ne doit pas être confondue avec des inflammations occasionnées par des violences extérieures ; il croit qu'elle est une inflammation intermittente des membranes et des humeurs de l'œil ; elle est particulière aux solipèdes. L'auteur assure que cette maladie avait fixé l'attention de Bourgelat et de Chabert ; il craint que les observations de ces savans hyppiatres , qu'il a lues manuscrites dans la bibliothèque de M. Chabert, ne soient perdues à tout jamais pour la science. Godine , qui attachait beaucoup de prix à ce manuscrit , en déplore la perte.

Après ces considérations préliminaires , que nous rapportons très-imparfaitement , l'auteur déclare que les sujets attaqués ont une constitution particulière , telle que celle des chevaux de la Champagne et de la Franche-Comté , ou celle des chevaux de races picardes, boulonaises, flamandes, dont le tempérament est mou et lymphatique. C'est à l'âge de la protusion des dents, sur-tout celles des crochets et des molaires , de trois à cinq ans , que cette fluxion se manifeste. Il importe , suivant l'auteur, d'employer les moyens préservatifs avant cette époque ; plus tard , les remèdes curatifs , qui sont pris parmi les débilitans et les dérivatifs , ne peuvent plus donner le degré de tonicité et de vitalité capable de ramener les organes, d'une contexture très-délicate et très-vasculaire, à leur état de force et d'intégrité. Faisons remarquer en passant que la physiologie moderne et expérimentale a dissipé toutes ces lois vitales, réellement occultes, et qui, mieux connues, viendront se fondre dans les lois physiques. En effet, l'admission du mot *force vitale , propriétés vitales , tonicité ,* est un mal ; c'est un rideau qui couvre le vide. L'auteur continue en disant que le résultat de la première attaque de cette fluxion donnait lieu à la formation d'une matière puriforme qui, n'étant pas résorbée complètement, reproduisait la fluxion. La présence de cette matière puriforme est, d'après l'auteur, une des causes de la maladie , en entretenant dans les humeurs de l'œil une irritation permanente , qui n'attend qu'une occasion favorable pour faire renaître la fluxion ; ce qui arrive dans tous les cas qui peuvent déranger les propriétés vita-

les, tels que courans d'air, travaux pénibles, etc.
On ne peut espérer d'après ces principes la cure
radicale, qu'en obtenant l'absorption entière et
complète de la matière puriforme de l'hypopyon.
C'est dans ce sens que la ponction de la cornée
lucide, le quatrième jour de la première attaque,
paraît une indication à remplir. Il faudrait
joindre à cette évacuation le changement de
climat et les remèdes dérivatifs ; mais si l'on
laisse l'animal sur des pâturages peu favorables à
son développement, quels que soient d'ailleurs
les moyens curatifs, la maladie se reproduira jusqu'à ce que le trouble de l'humeur de l'œil soit
complet, et que la cataracte soit formée. Voilà,
dit l'auteur, l'idée que je me suis faite de cette
affection. Il admet une triple cause de la fluxion
périodique, l'hérédité, la nourriture et les localités. Il tâche ensuite de bien caractériser les
symptômes, qu'il divise en quatre périodes.

La première durerait de vingt-quatre à trente-
six heures ; l'auteur expose tous les signes de
l'ophtalmie, qui sont trop bien connus pour
qu'il soit nécessaire de les rapporter de nouveau.

La deuxième aurait la même durée; on distingue alors une matière concrétée de couleur
jaunâtre, qui nage au milieu d'un liquide trouble;
c'est la précipitation de cette matière puriforme,
qu'on appelle hypopyon ; son évacuation, par
la ponction de la cornée à cette époque, serait
très-salutaire, en ce qu'elle s'opposerait à la
récidive, sur-tout si l'on employait des vésicatoires, des ventouses et des sétons.

La troisième période se manifeste le cinquième et le sixième jour ; la matière de l'hypopyon devient alors corps étranger ; la nature fait un effort pour le détruire ; il se fait un nouvel orgasme, l'humeur aqueuse se trouble de nouveau, l'hypopyon disparaît.

Dans la quatrième période, la transparence de l'œil est troublée, le fond réfléchit une couleur d'un vert foncé, d'où lui vient le nom de glaucome ou *œil cul de verre.* Ce n'est ordinairement que du sixième au huitième jour que la cataracte se forme, elle se présente comme un point opaque nommé *dragon.* Telle est la marche de la fluxion intermittente ou d'accès, lorsqu'elle est abandonnée à la nature ; elle est une de ces maladies qui attestent l'impuissance de l'art, et la nécessité dans ce cas d'abandonner la médecine agissante pour recourir de préférence aux moyens préservatifs. Il s'agit d'en détruire les causes et le principe, en faisant sortir les poulains de douze à dix-huit mois des pâturages humides, pour les établir sur des prairies montueuses, couvertes d'une herbe fine.

Nous avons fait nos efforts pour faire connaître la manière de voir de l'auteur ; nous conviendrons qu'il vaudrait peut-être mieux lire le mémoire que l'analyse que nous avons rapportée ; mais il ne fallait pas donner trop d'étendue à un simple extrait. On peut cependant juger que l'auteur ne s'était pas montré très-rigoureux dans ses raisonnemens ; et si nous devons dire la vérité toute entière, il a très-peu avancé les connaissances physiologiques et médicales touchant la fluxion périodique. *Voire* même ce qu'il avance sur la cataracte ; j'aime à me persuader qu'il a cité de mémoire, parce qu'autrement il aurait pu se convaincre que, ni M. Beauchène, ni M. Dela- guette, ne sont pas les premiers qui aient opéré la cataracte par abaissement ; il aurait vu qu'avec M. le Baron Dupuytren, nous avons eu, avant ces auteurs, l'idée de pratiquer cette opération par abaissement ; aussi avons-nous modifié et l'instrument et le procédé opératoires. Il est vrai de dire que dans les Instructions vétérinaires pour l'année 1790, se trouve un Mémoire de M. Valet, sur l'opération par extraction. Il est bon qu'on sache, quoique nous n'attachions pas une grande importance à ce fait, que c'est nous qui avons fait connaître les premiers qu'il n'était pas besoin d'employer le *speculum oculi* pour opérer la cataracte dans le cheval. Nous réclamons la priorité, parce que, depuis quelque temps, un petit nombre de vétérinaires se montrent habiles à profiter des idées des autres, cherchent à faire croire au public que l'art n'existait pas avant l'apparition de ces nouveaux astres sur l'horizon. Mais devraient-ils prendre leur horizon pour les bornes du monde ? On s'imagine à tort que l'é- rudition n'est pas nécessaire. Si elle était mieux cultivée, on rendrait plus de justice qu'on ne le fait aux auteurs ; on ne s'exposerait pas à repro- duire comme nouveaux des faits connus depuis long-temps ; on ne se montrerait pas étrangers à la littérature de la science vétérinaire. Doit-on alors s'étonner si le défaut d'érudition ou de mémoire fait tomber dans de nombreuses erreurs ?

De toutes les opérations que l'on pratique sur les animaux, aucune n'a encore été suivie d'aussi peu de succès ; aussi s'accorde-t-on généralement aujourd'hui à regarder la cataracte comme une maladie presque toujours incurable. M. Gohier l'a pratiquée sur quatorze animaux solipèdes et sur un chien, par extraction, par abaissement et par division du cristallin ; il rapporte en peu de mots le précis de ses opérations (1).

Il a fait sur cinq chevaux et une jument l'opération de la cataracte par extraction ; ces animaux ont été abattus et entravés, la tête solidement assujettie par un aide ; il a employé les deux *speculum* de M. Tenon pour arrêter les deux paupières ; une petite érigne pour contenir le corps clignotant, et le couteau de *Wenzel* pour inciser la cornée supérieurement, et du côté externe, il s'est servi de la *curette* pour faire sortir le cristallin ; plus d'une fois cette extraction a été très-difficile. Le lendemain de l'opération, la conjonctive était déjà très-enflammée, la cornée lucide blanchâtre, et la plaie légèrement gonflée. Ces symptômes se sont aggravés les jours suivans, et il s'est manifesté des fongosités à la plaie, que rien n'a pu faire dis-

––––––––––

(1) Tome 2, Mémoires et Observations (1816), page 136.

paraître ; l'œil a bientôt diminué de volume , et une chassie très-abondante était sécrétée et le couvrait presque entièrement ; aucun de ces animaux n'a recouvré la vue , et l'œil était plus difforme après qu'avant l'opération.

Cinq chevaux, une ânesse et une chienne ont été opérés par abaissement ; la ponction a été faite à la cornée lucide , à une ligne ou deux du bord de cette membrane , du côté du petit angle ; on s'est servi de la lance droite des oculistes : cet instrument porté ensuite par l'ouverture de la pupille sur le cristallin qui a été aisément abaissé , mais il a été fort difficile de le maintenir au fond de la chambre , puisque, lorsqu'on retirait la lance , il remontait plus ou moins ; la membrane du cristallin fut enlevée sur une ânesse dont la cataracte était laiteuse; la plaie faite à la cornée se cicatrisa très-promptement, et l'œil devint bientôt fort beau ; cependant cette ânesse cessa de voir au bout d'une douzaine de jours. Un cheval fut dans le même cas. L'auteur fait remarquer que l'œil ne fait presque plus de mouvement , dès que la lance a transpercé la cornée ; ce qui permet de tenir le cristallin abaissé presque toujours aussi longtemps qu'on le veut. On fit sur un cheval et une jument cette opération par division du cristallin ; mais dans l'un et dans l'autre cas , il fut impossible de briser ce corps , soit avant, soit après le déplacement.

Il n'est pas rare de voir des chevaux qui ont deux cataractes que l'on pourrait opérer , mais l'on doit bien se garder de porter l'instrument en même temps sur les deux yeux; les frottemens qui auraient lieu sur l'œil opéré le premier, lorsqu'on agirait sur le second , pourrait occasionner dans son intérieur un épanchement sanguin fort considérable , et toujours très-nuisible au succès de l'opération. Gohier dit en avoir vu un exemple.

Il conclut que s'il est un moyen de guérir le cheval de la cataracte, ce ne peut être qu'en opérant par abaissement, parce qu'on ne donne , dans aucun cas , issue à l'humeur aqueuse du cristallin , ni même à l'humeur vitrée. Les obstacles, suivant l'auteur , qu'on aura à surmonter, c'est la grande rétraction du globe oculaire , qui est due à la présence d'un septième muscle qui n'existe pas dans l'homme ; le second est la difficulté de diviser ou de déchirer la membrane cristalloïde , lorsqu'elle est opaque.

M. Hurtrel-Darboval , dans son Dictionnaire de médecine et de chirurgie vétérinaire , consacre un long article aux maladies des yeux , sous le nom d'*ophtalmie* ; les causes de cette maladie sont nombreuses et variées dans le cheval; il les rapporte à des violences extérieures, à une lumière vive , au froid humide, à la chaleur des écuries , au corisa, à l'angine , au travail de la dentition, aux irritations vives de la membrane muqueuse du canal intestinal , à une diathèse farcineuse, morveuse , dartreuse et psorique ; si elle se développe sans apparence, elle est dite alors spontanée. L'auteur passe ensuite aux variétés de cette maladie ; elles sont relatives au siége, à la dégénérescence, aux complications et aux causes qui la déterminent. Il divise cette maladie en interne, externe, aiguë, chronique, intermittente, et enfin épizootique : l'externe consiste dans l'inflammation de la conjonctive ; l'interne intéresse toutes les parties vasculaires du bulbe, la cornée, l'iris, la choroïde ; l'épizootique est attribuée aux qualités particulières de l'air atmosphérique ; on la remarque principalement, lorsqu'il règne un froid humide ; elle ne diffère guère par ses symptômes de l'ophtalmie ordinaire. Après l'examen de l'ophtalmie aiguë et chronique, il arrive enfin à celle qu'il appelle intermittente, maladie très-commune, très-grave, qui revient par accès, et finit par amener la cécité en produisant la cataracte, le trouble de l'humeur aqueuse et même la fonte de l'œil. Au reste, l'ophtalmie dans ses différens états peut devenir fatale par sa permanence et ses retours, dégénérer en ophtalmie périodique ou déterminer l'opacité du cristallin ; ce qui rend alors la maladie incurable. Il entre dans des détails que nous avons cru devoir négliger sur le traitement de ces différentes variétés de maladies, pour nous occuper de celle qu'il appelle périodique, maladie particulière qui affecte les yeux de certains chevaux : elle se reconnaît au trouble de l'humeur aqueuse, et se termine par la cataracte et la cécité ; elle est très-grave et très-rebelle ; elle ne dépend pas, comme on l'a imaginé gratuitement autrefois, de l'influence de la lune ; il paraît que les anciens connaissaient peu cette maladie. Il dit que c'est à Bourgelat et à Chabert qu'on en doit les premières connaissances , et observe que , dans ses derniers temps , Maynenc l'a envisagée comme une fièvre intermittente. L'auteur s'en étonne , et établit , contre cette opinion , que cette affection n'est qu'une inflammation de la membrane qui tapisse la chambre antérieure de l'œil , et que le trouble de l'humeur aqueuse, qui est le phénomène le plus saillant , doit être considéré comme le résultat de l'inflammation de tissu. L'ophtalmie périodique n'a été encore étudiée que dans le cheval; quelques vétérinaires ont cru que le bœuf en était affecté ; les causes de cette maladie sont nombreuses , et l'auteur les divise en prédisposantes et occasionnelles. Il place dans les premières la protusion des dents, l'usage des plantes sèches à tige dure, des grains ronds , difficiles à broyer , comme les vesces , la bisaille , des fèves , qui fournissent des substances excitantes qui déterminent la pléthore. Chabert avait annoncé que l'usage des herbes venues sur des prairies qui reçoivent des engrais , font naître cette maladie dans les chevaux qui les consomment ; il rapporte l'observation de Boin sur une petite prairie , qui reçoit continuellement les eaux et tous les égouts de la ville de la Châtaigneraie, où les chevaux contractent cette maladie , lorsqu'ils paissent sur cette prairie ; enfin , il partage l'opinion de ce dernier sur *l'hérédité* comme cause de cette maladie , et il donne un extrait du rapport de l'École royale vétérinaire d'Alfort sur les expériences suivies par MM. Bonneval et Bay, dont nous avons parlé plus haut. Parmi les causes occasionnelles, il place en première ligne le passage du chaud au froid, les écuries trop chaudes, où on laisse fermenter les fumiers. Enfin, le fait est, dit-il, que l'étiologie est peu avancée et pleine de confusion ; il ne paraît pas qu'on ait encore approfondi la véritable cause de cette maladie : et si l'on résume ce qui a été écrit sur ce point de doctrine, on ne trouvera rien de solide et de satisfaisant. Ce que l'on peut avancer de plus raisonnable à cet égard, c'est que les causes sont encore peu connues. Elle attaque les jeunes chevaux depuis l'âge de trois ans jusqu'à celui de sept ou huit ; elle se termine, comme on l'a dit, par la cataracte ou la cécité. La description et la marche de la maladie n'offrant rien de particulier, nous passerons de suite à l'examen anatomique de l'œil affecté. On remarque que la cornée lucide est ridée, qu'il n'y a plus de chambre distincte, que l'iris est quelquefois déchiré et se détache du cristallin, qui lui-même est diminué de volume ; sa capsule est épaisse est blanchâtre, et l'humeur vitrée est de couleur orangée ; la rétine ne se trouve plus ; le nerf optique est flasque et ramolli : on a tenté contre cette maladie un grand nombre de moyens qui sont restés sans efficacité. La ponction de la cornée lucide n'a pas été non plus suivie de succès ; la plaie se convertit presque toujours en ulcère, et elle se cicatrise très-difficilement ; il a fait lui-même des expériences qui n'ont pas été heureuses. Tout ce que l'on a pu obtenir jusqu'ici consiste à éloigner les époques des retours de cette fluxion ; mais on n'est pas encore parvenu à empêcher le développement d'un paroxysme près de se manifester, non plus qu'à détruire l'aptitude à contracter ces renouvellemens. Solleysel avait prescrit de cautériser le tour des yeux ; Gaulet préfère la cautérisation par approche ; il assure que de cette manière il a obtenu des succès. Cros croit avoir obtenu des avantages par les frictions mercurielles faites sur les paupières, et il imagine qu'en les faisant de temps en temps sur les paupières des poulains jusqu'à l'âge de cinq à six ans, on les soustrairait aux atteintes de cette maladie. Maynenc assure qu'elle est semblable aux fièvres intermittentes, et pour cette raison il préconise le quinquina : en définitif, l'ophtalmie périodique est toujours une maladie très-grave, non-seulement parce qu'elle se termine par la perte de la vue, mais encore parce qu'elle a été jusqu'à présent incurable.

A présent que nous avons fait connaître, autant qu'il était en nous, les opinions des auteurs que nous avons pu consulter sur la fluxion périodique, abordons notre sujet, et exposons avec clarté notre manière de voir sur cette maladie. Mais n'oublions jamais que la Médecine est une vaste science, qui met à contribution toutes les connaissances humaines pour les appliquer aux avantages de la société. Elle a essayé, épuisé, pour ainsi dire, toutes les voies d'investigation. Une seule peut-être n'a pas été suivie avec la persévérance et le degré d'importance qu'elle mérite réellement; je veux dire celle qu'offre la Médecine vétérinaire ou comparée, sur-tout lorsqu'on réfléchit aux expériences hardies qu'on peut tenter par son moyen. Il est facile de se convaincre qu'on pourrait, dans l'espace d'un petit nombre d'années, vérifier toutes les observations, répéter toutes les expériences et en constater les importans résultats. Toutes les méthodes curatives ne manqueraient pas de se perfectionner par ces tentatives. Enfin, comme le disait Cabanis, l'esprit philosophique leur donnerait toute la sûreté dont elles sont susceptibles. Tous les problèmes seraient résolus, et la Médecine se trouverait au niveau des autres sciences par sa certitude, comme elle est peut-être au-dessus par les objets de ses études, et par l'importance des différens buts qu'elle doit se proposer.

Vous êtes appelés, Messieurs, par vos lumières et vos connaissances médicales, à compléter des travaux si bien commencés par les membres distingués qui composent cette compagnie. J'ose me flatter qu'elle ne laissera pas échapper une si belle occasion, qui lui est offerte par l'institution d'une École vétérinaire dans cette ville. La Société trouvera les moyens de faire des expériences sur la rage, sur les effets des médicamens, sur la physiologie et l'anatomie pathologique; enfin, tout se perfectionnerait sous le rapport de la théorie, comme sous celui de la pratique. J'aime à me persuader que ces expériences entreprises par vous, exerceraient une grande influence sur les progrès futurs d'une science à laquelle chacun de nous a consacré sa vie entière.

### 2.<sup>e</sup> PARTIE.

Exposons avec soin le sujet que nous devons traiter dans cette deuxième partie. Parmi les découvertes récentes faites sur le système nerveux, il en est une sur-tout qui mérite par son importance d'être rapportée, d'autant plus qu'elle éclairera la théorie de la maladie dite fluxion périodique. Il s'agit de prouver que la nutrition de l'œil est sous l'influence directe du nerf de la cinquième paire : c'est un phénomène très-curieux et d'un haut intérêt dans l'état de la science. Voici comme M. Magendie rapporte le fait :

Quand le tronc du nerf de la cinquième paire est coupé dans le crâne, un peu après son passage sur le rocher, vingt-quatre heures après la section, la cornée devient trouble à sa surface, il s'y forme une large taie ; quarante-huit ou soixante heures après, cette partie est complètement opaque ; la conjonctive s'enflamme ainsi que l'iris ; il se dépose dans la chambre antérieure un liquide trouble ; il se forme de fausses membranes provenant de la face interne de l'iris ;

le cristallin lui-même et l'humeur vitrée commencent à perdre leur transparence , et finissent
au bout de quelques jours par la perdre entièrement. L'auteur ajoute : Huit jours après la section
du nerf de la cinquième paire , la cornée lucide
se déchire , et les humeurs s'échappent par l'ouverture ; l'organe diminue de volume et tend à
s'atrophier; il finit, en effet, par devenir une
sorte de tubercule remplie d'une matière analogue à du fromage pour l'aspect. J'avais reconnu
depuis long-temps par la dissection de plusieurs
globes oculaires affectés des suites de la fluxion
périodique , que la matière puriforme qui se
précipite au fond de la chambre antérieure , à
laquelle Chabert et Godine et les vétérinaires ,
attribuent tous les désordres de la fluxion périodique , était un produit de l'inflammation de
l'iris ; en effet , ces flocons ne devaient-ils pas
être considérés comme de fausses membranes,
telles qu'on en voit nager dans le liquide de l'hy-
grothorax. Ils sont connus sous le nom très-
impropre de flocons albumineux ; cependant
l'analyse chimique , comme je l'ai prouvé dans
le mémoire que j'ai publié sur l'injection de
l'acide oxalique dans les plèvres , a démontré
que les prétendus flocons albumineux étaient
composés de fibrine mêlée avec un peu de matière grasse; enfin, qu'ils étaient semblables en
tout à la fibrine du sang.

On a de la peine à se rendre raison comment
Chabert a pu regarder cette matière puriforme
comme un dépôt critique , agissant cependant

comme corps étranger, et renouvelant par sa présence les phénomènes maladifs. C'est sans doute cette idée qui l'aura conduit à proposer la ponction de la cornée lucide pour évacuer cette humeur, regardée comme morbifique. On peut remarquer que si elle est le résultat d'une crise, la maladie est alors terminée : cette matière ne doit plus rien conserver d'irritant. Comment admettre avec l'auteur que la présence de cette matière, regardée comme critique, soit la cause principale du renouvellement des paroxismes ? Il me semble que, sans se montrer trop scrupuleux, on peut déclarer qu'une pareille doctrine est inadmissible. Mais ce qu'il y a de singulier, c'est qu'on ne voit pas d'où Chabert fait venir cette humeur morbifique. Il semble plus raisonnable de regarder ces flocons comme étant produits par l'inflammation de l'iris et de la membrane interne qui tapisse les chambres de l'œil : au moins nous trouvons ces détails dans nos cahiers d'observations, et nous remarquons que la présence du pus, qui varie de consistance, annonce toujours une maladie inflammatoire ; l'examen anatomique est veuu confirmer d'ailleurs cette étiologie.

On peut opposer les mêmes objections à l'hypothèse établie par Godine, dans son mémoire, qui diffère peu par le fond de celui de Chabert, lorsqu'il dit que la présence des matériaux de l'hypopion ou matière puriforme devient à son avis une des principales causes de la reproduction de la maladie. Jette-t-il beaucoup de lumière sur le sujet qu'il traite , lorsqu'il suppose que l'emploi des moyens curatifs , pris parmi les débilitans et les dérivatifs , ne peuvent redonner aux humeurs et aux membranes de l'œil , d'une contexture très-délicate et très-vasculaire , le degré de *tonicité* et de *vitalité*, capable de ramener ces organes si sensibles à leur état de force et d'intégrité ?

Ayant conduit cette discussion jusqu'à ce point, le lecteur aura déjà remarqué combien il y a de ressemblance entre les phénomènes que les auteurs vétérinaires ont indiqués et ceux qui se manifestent après la section des nerfs de la cinquième paire. Il s'agit maintenant de faire connaître ce qui arrive dans la maladie dite fluxion périodique, et pourquoi le cheval y est plus sujet que les autres animaux domestiques. Etudions les particularités qui caractérisent chez lui l'organisation de la tête, le développement et la protusion des dents. La dentition dans le cheval est un phénomène de son organisation qui dure toute la vie ; et pour bien concevoir les changemens qui s'opèrent dans les parties où elle s'exécute, il importe de rappeler en peu de mots la manière dont se fait la sortie des dents caduques et permanentes, enfin, de faire remarquer l'époque où naissent et poussent les tubercules des racines des molaires.

Le poulain naît avec la première et la deuxième molaire ; huit jours après sortent les pinces ; à un mois, la troisième molaire caduque ; à quarante jours, les mitoyennes ; de six à dix mois, les coins caducs ; à un an , la quatrième molaire permanente ; à vingt mois , la première molaire ; à l'âge de deux ans , la première et deuxième molaires caduques sont remplacées par les permanentes ; à deux ans et demi, le même phénomène a lieu pour la deuxième molaire et pour les pinces caduques ; à trois ans et demi , les mitoyennes ; à cette époque les tubercules des racines des première et deuxième molaires se développent ; à quatre ans et demi , les crochets inférieurs sortent ainsi que la dent du coin ; à cinq ans , le crochet supérieur paraît et a lieu le développement des tubercules des racines des troisième et quatrième molaires ; à six ans , la sixième molaire paraît ainsi que les tubercules de la racine de la cinquième ; et enfin , à sept ans, poussent les racines de la sixième molaire.

M. Girard , dans son Anatomie , observe que la racine des dents molaires est très-grosse , qu'elle croît toujours en longueur, et devient radiculée vers cinq à six ans.

En général on pense que les dents poussent d'une ligne à une ligne et demie par an ; cet accroissement est plus grand dans les pays humides que dans les pays secs. Tenon a calculé que les dents molaires du cheval pourraient acquérir la longueur d'environ six pouces , si elles ne perdaient rien par l'usure et le frottement de la table au fur et à mesure qu'elles poussent. Une jument abattue en octobre 1805 , à l'école d'Alfort , marquait six à sept ans. Une dent molaire supérieure droite qui n'avait été usée que par sa face interne, offrait depuis l'extrémité de sa racine jusqu'à sa table une longueur de cinq pouces.

Ajoutons à ces considérations le tableau du nombre des dents du cheval ; savoir : douze incisives, quatre crochets, vingt-quatre molaires, en tout quarante ; dans le bœuf le nombre n'est que de trente-deux ; les dents dans cet animal sont généralement moins longues et moins grosses que dans les monodactyles. Il n'a pas non plus d'incisive à la mâchoire supérieure, et il est dépourvu des quatre crochets. Ces différences méritent bien d'être remarquées.

De cet exposé, il résulte que, dans le cheval de deux à cinq ans, il tombe vingt-quatre dents, qui sont remplacées par vingt-quatre autres très-grosses. Pendant cet espace de trois années, les crochets ou dents lanières sortent de leurs alvéoles et les douze molaires postérieures ou permanentes. La table des molaires étant très-large, doit déterminer de grands changemens dans les os où elles sont enchâssées. Aussi les deux bords des alvéoles éprouvent-ils un écartement considérable. A cette époque l'arcade dentaire s'agrandit de l'espace que doivent occuper les douze arrière-molaires, c'est-à-dire trois à chaque branche de mâchoire. Dans le jeune poulain, on reconnaît à peine les alvéoles qui doivent les loger. Ces molaires offrent deux surfaces, une partie libre et une partie enchâssée. Lorsque la dent est vierge, elle est composée de

petits rubans disposés en zigzag qui laissent
entr'eux des cavités d'autant plus larges et plus
profondes que la dent est plus jeune. Les rubans
qui circonscrivent les cavités sont également
plus tranchans , lorsque la dent n'a pas éprouvé
d'usure ou de frottement. Cette disposition facilite la sortie de ces dents par le bord alvéolaire.
La partie enchâssée ou la racine des molaires se
prolonge dans le fond de l'alvéole , et présente
une longueur et une disposition variable suivant
la dent qu'on examine. La troisième et la cinquième sont ordinairement plus longues que les
autres ; la racine de la première molaire est
dirigée en avant ; celles de la deuxième et troisième sont droites ; les trois dernières se portent
en arrière On a observé que c'est de quatre à
cinq ans , que l'extrémité de la racine pousse
des radicules au nombre de trois dans la première et sixième molaires supérieures , et de
quatre dans les autres dents ; la première et la
dernière dents molaires sont tricuspides, et les
autres bicuspides.

On voit que le travail qui constitue la dentition du cheval , offre des particularités remarquables. Aucun autre animal n'a les dents ni
aussi longues, ni aussi grosses , ni enfin aussi
nombreuses. De plus , le développement des tubercules des racines est tel que dans la mâchoire
supérieure le canal qui livre passage à la branche susmaxillaire de la cinquième paire , est
changé de position et reporté en dedans de cinq
à huit ans , époque où la troisième , cinquième

et sixième molaires ont acquis dans leurs racines le maximum d'accroissement : on observe encore une autre particularité , c'est que la troisième et cinquième molaires ont des racines plus longues que celles de la quatrième. Il importe de faire remarquer que le canal susmaxillaire est diminué dans son diamètre à son entrée , par les racines de la sixième ; dans son trajet, par celles de la cinquième; et à son orifice , par les racines de la troisième dent molaire ; tandis que le nerf maxillaire ou inférieur se trouve à nu à l'extrémité des racines des dents molaires. Le nerf est sujet à être comprimé à son entrée par les racines de la sixième molaire , qui de six à huit ans se recourbent et s'allongent de devant en arrière et de bas en haut ; ce nerf dans son trajet est porté en dedans et comprimé entre les racines des trois premières molaires et la table de l'os maxillaire.

Ce ne sont pas les seuls phénomènes qui se manifestent ; voici quelques faits qui viennent à l'appui de notre manière de voir : 1.º dans un cheval anglais , l'ouverture supérieure qui livre passage au nerf maxillaire était située plus postérieurement et plus loin des racines de la sixième dent que dans d'autres animaux. Son orifice était plus bas , également plus éloigné de la première dent molaire. 2.º Dans un cheval âgé de huit ans , l'ouverture qui livre passage au nerf maxillaire se trouvait à un pouce de la tubérosité maxillaire. 3.º Dans un cheval de quinze ans , elle était à deux pouces deux lignes. 4.º Dans un

autre de seize ans , à deux pouces trois lignes ;
et enfin sur un quatrième âgé de dix ans , à un
pouce trois lignes. Dans l'os maxillaire du bœuf
cette ouverture est plus haute et plus près des
condyles et du bord postérieur de l'os. L'ouverture est éloignée de la dernière molaire de trois
pouces et demi; tandis que dans les très-jeunes
poulains , elle est à peine éloignée de quelques
lignes du bord supérieur et antérieur ; enfin
elle était à un pouce de distance dans un veau
de six mois.

Une autre observation importante , c'est qu'à
l'ouverture de l'œil droit d'un cheval affecté de
cataracte, le nerf maxillaire du même côté était
comprimé par une tumeur osseuse qui s'était développée à l'extrémité des racines de la cinquième et sixième dents molaires ; aussi ce nerf inférieur, dont le sillon avait disparu en grande partie,
offrait-il des étranglemens ; ses enveloppes étaient
rouges , et il y avait du sang épanché entre chaque filet. Dans un autre cheval affecté de la
morve , et dont l'œil gauche était fluctionné , le
canal susmaxillaire se trouvait enveloppé d'exos-
toses poreuses et irrégulières , et dans son intérieur on remarquait une ligne osseuse et saillante qui exerçait une compression sur le nerf
de la cinquième paire ; et après un examen at-
tentif le nerf a été reconnu gorgé et tuméfié.

On demandera peut-être pourquoi le bœuf est
moins exposé à cette fluxion que le cheval. Nous
répondrons que les phénomènes du développement des os de la tête dans cet animal se passent

dans les régions supérieures, du côté de l'os frontal, pour la production des cornes ; tandis que dans le cheval ces phénomènes se manifestent dans les régions inférieures ou maxillaires , où sont enchâssées les dents molaires qui sont grosses et nombreuses.

Une autre raison , c'est que l'arcade dentaire a bien moins d'étendue dans le bœuf et dans le chien que dans le cheval. Ajoutons que le bœuf est dépourvu de crochets , et de dents incisives à la mâchoire supérieure.

Ces différences peuvent expliquer, suivant nous, pourquoi l'affection périodique est si rare dans le bœuf et si fréquente dans le cheval.

On n'aperçoit pas non plus dans la mâchoire inférieure du bœuf cette production osseuse qui remplace le vide que laissent les dents au fur et à mesure qu'elles sont chassées de l'alvéole , et qu'elles s'usent du côté de leur table.

Nous devons insister sur cette production osseuse qui n'a pas été assez remarquée des auteurs , puisque dans un cheval affecté de cataracte , elle comprimait et altérait d'une manière remarquable le nerf maxillaire , comme nous l'avons dit plus haut. Les chevaux placés sur des pâturages humides sont plus exposés à la fluxion périodique. N'a-t-on pas observé que dans les poulains envoyés de Tarbes à Pompadour la dentition a été retardée , au lieu que dans ceux du Limousin envoyés à Tarbes, l'éruption des dents de remplacement s'est faite deux mois plutôt que s'ils étaient restés dans leur pays natal. *Bourgelat* avance que les terrains secs voient naître des chevaux sobres, vigoureux, dont la tête est belle et sèche, l'ongle très-bon ; tandis que les chevaux élevés dans les lieux humides sont plus grands, plus épais, et pèchent par le volume excessif de la tête. La sécrétion de cette matière osseuse devient tellement abondante chez des animaux nourris sur les lieux humides, quelle occasionne une forte compression sur le nerf maxillaire, qui exerce à son tour une si grande influence sur la nutrition de l'œil ; ici l'action est directe, et l'on n'a pas besoin d'avoir recours à l'hypothèse vague des sympathies, pour expliquer l'altération qu'éprouve l'œil ; car au fond cette sympathie peut être considérée comme une croyance, et n'est nullement démontrée.

Je passe sous silence les changemens qui ont lieu dans l'os susmaxillaire pour les développemens des sinus, qui gagnent en étendue tout ce que les dents et les alvéoles perdent, ce que nous venons d'avancer nous paraissant suffire pour éclaicir cette matière d'un grand intérêt.

Je crois que dans la médecine vétérinaire on court trop après les détails ; que les observations particulières occupent trop d'espace dans les ouvrages. Cette méthode trop suivie contribuera très-peu à l'avancement de la science, sur-tout sous le rapport des applications pratiques. Il me semble que l'on devrait étudier de préférence les rapports généraux de l'organisation des animaux, réunir et enchaîner par le raisonnement les faits,

au lieu de chercher à les multiplier d'une manière inconsidérée et incomplète, et on suivrait
ainsi l'exemple des physiologistes modernes. Un
animal, suivant eux, est formé d'un ensemble
de systèmes ou tissus dont toutes les parties se
correspondent, et concourent à une même action
définitive. Une partie ne peut changer sans que
les autres changent à leur tour : si les intestins
d'un animal sont organisés de manière à ne digérer que de la chair récente, il faut que les
mâchoires soient construites pour dévorer une
proie ; ses griffes pour la saisir ; ses dents pour
la découper et la diviser ; ses organes du mouvement pour la poursuivre et pour l'atteindre,
et l'instinct nécessaire pour savoir se cacher, et
tendre des piéges à ses victimes.

Si par contre le canal alimentaire ne peut digérer que des graines et des plantes, ces animaux
ne feront d'autre usage de leurs pieds de devant
enveloppés d'un sabot, que pour soutenir leur
corps. Ils sont donc des organes *de soutien*. De
plus, ils servent aussi de moyen de transport ;
ils sont des organes *de locomotion*. Dans le chat,
les membres antérieurs sont encore des organes
de préhension, d'attaque et de défense. Les
membres n'ont que deux fonctions dans le chien,
et ils ne servent qu'à la *locomotion* dans le pho-
que. Cependant leurs rapports anatomiques sont
les mêmes ; la différence ne consiste qu'en de
légères modifications dans la forme, dans la
grandeur, et dans les usages. On doit s'attacher
principalement aux matériaux qui entrent dans

la composition des organes plutôt qu'aux fonctions. Geoffroi Saint-Hilaire ne dit pas que les
organes sont toujours identiques, mais bien les
élémens dont ils se composent. Cette distinction
importante change entièrement l'état de la question. Cette manière de voir ne sera pas sans
influence dans la médecine pratique ; elle permettra d'asseoir la pathologie générale et la
thérapeutique sur de solides fondemens, et de
ramener à un même principe une foule de faits
qui seraient restés sans lien commun. Toute
théorie devenait impossible à établir.

Mais dans la question intéressante qui nous
occupe , il faut tenir compte de l'empire de
l'homme sur les animaux. Il développe différentes variations du type primitif, et l'homme
tire des produits que les espèces livrées à elles-
mêmes n'auraient jamais donnés. Ainsi , dans
les herbivores domestiques, auxquels nous me-
surons diversement le travail et la nourriture ,
nous obtenons des variétés, comme dans l'espèce du mouton , dont la laine est devenue
d'une grande importance pour nous. Les effets
de l'influence de l'homme sont bien plus mar-
qués sur le chien, dont il a obtenu un grand
nombre de variétés pour la couleur, pour l'a-
bondance du poil, pour la taille , pour la forme
des oreilles, du nez , de la queue , pour la
hauteur relative des jambes, pour la forme de
la tête , tantôt grêle, à museau effilé, à front
bombé ou plat. Toutes ces variations sont superficielles, et les os restent les mêmes. Il y

a donc dans les animaux des caractères qui résistent à toutes les influences, et rien n'annonce que le temps ait plus de pouvoir à leur égard que le climat et la domesticité. C'est ainsi qu'on est tombé dans l'erreur, en attribuant la supériorité des laines d'Espagne aux influences des pâturages et de la transhumance. L'origine de la race mérinos étant peu connue, on avait imaginé qu'elle avait pu acquérir, avec le temps et par les seules influences du climat, toutes les qualités qui la distinguent. « C'est en vain, disait-on, que l'on fera » passer les Pyrénées aux mérinos...; tant qu'on » n'apportera pas avec eux le climat et les pâtu- » rages d'Espagne, on sera certain de les voir dé- » générer dans leur reproduction..... En Picar- » die, ils ne donneront, dans quelques années, » que de la laine picarde ; en Berri, que de la » laine de Berri ; en Roussillon, que de la laine » du Roussillon. Le caractère mérinos s'effacera » ainsi partout, pour ne plus laisser paraître que » celui qui sera propre à chaque province...... » Quant à l'influence du sang, c'est-à-dire la race, elle était à peu près comptée pour rien.

Gilbert n'attribuait-il pas une trop grande influence au sol et au climat, en avançant que c'était une vérité démontrée par beaucoup de faits, que les animaux ne passaient pas d'un pays dans un autre sans éprouver un dérangement quelconque dans leur constitution et leur tempérament. Cette altération, plus ou moins sensible à raison des distances, ne cesse pour l'ordinaire

que lorsque les animaux importés sont natura-
lisés avec le climat, le sol, les productions, et
généralement avec toutes les circonstances locales du nouveau canton qu'ils habitent. Cette
influence, ajoute-t-il, si souvent funeste, l'est
bien davantage lorsque l'émigration se fait du
nord au midi, que du midi au nord. C'est, suivant lui, cette observation qui peut expliquer
pourquoi des étalons danois de la plus grande
distinction, ont constamment donné, en France
et dans toutes les parties méridionales de l'Eu-
rope, des productions très-médiocres, tandis
que des chevaux barbes, arabes, turcs, bien
moins distingués dans leur forme, ont régénéré
toutes les races auxquelles on les a alliés.

L'influence des localités n'est pas aussi grande
que le croit Gilbert. Elle ne doit être considérée
que comme secondaire, et on doit placer en première ligne celle de l'étalon. S'il en était autrement, le mérinos aurait-il réussi sous toutes les
latitudes? Dans des contrées dont le sol ne présente que peu ou point d'analogie, en Espagne,
en France, en Allemagne, en Suède, dans les
terres Australes, avec un régime convenable on
peut obtenir de très-beaux résultats, employant
des étalons purs et distingués, tandis que dans
le lieu le plus heureusement choisi, la race dé-
générerait si elle était abandonnée à elle-même.
Gilbert est lui-même de cet avis, lorsqu'il rapporte dans ses Instructions, qu'avec des soins
on peut élever, avec succès, la race espagnole,
même sur des terrains un peu frais. Le parc de

Rambouillet, dit-il, en offre un exemple : avant 1786, les moutons qu'on y élevait périssaient de la pourriture ; depuis que le troupeau espagnol y est établi, elle y est presque inconnue. Blane fait remarquer, en effet, que Sydenham, et après lui Mead et Huxam, attachaient beaucoup trop d'importance à ce qu'ils appelaient la constitution atmosphérique. Il ne sait quelle influence obscure et mystérieuse, indépendante de ces qualités sensibles, ces auteurs lui attribuaient sur l'économie animale. Pendant vingt ans d'observation suivie avec le plus grand soin, Blane n'a pu rien voir de semblable. Les maladies régnantes lui ont paru toujours dépendre des différences de la température et de l'humidité de l'air, joint au plus ou moins de concentration des exhalaisons du corps des animaux. Cette dernière cause, très-importante, a échappé entièrement à la sagacité de Sydenham, quoiqu'elle eût de son temps bien plus d'intensité qu'aujourd'hui. Il faut donc accorder une bien plus grande influence à l'étalon qu'à celle des localités; mais si les étalons danois, par exemple, n'ont donné en France, comme l'observe Gilbert, que des productions très-médiocres, ce fâcheux résultat ne pourrait-il pas être attribué à l'opinion généralement trop répandue, qu'il fallait se servir de gros étalons pour améliorer les races. N'est-ce pas depuis 1764, époque de l'arrivée de ces étalons en Normandie, qu'on y a observé ces chevaux à forme décousue, à nuque déprimée, à tête volumineuse, disposés à l'affection dite du *sifflage*, du *cornage*, inconnues avant ? On assure même qu'on en ressent encore aujourd'hui les funestes effets. Appuyons-nous sur des autorités recommandables (1).

Le croisement des familles n'a réussi, suivant Henri Cline, que lorsque les femelles étaient, à proportion, plus fortes que les mâles. Nous devons insister sur ce point, parce que l'opinion contraire est encore très-généralement répandue en France. Ainsi, d'après cet auteur, la vraie méthode pour améliorer les formes, consiste à choisir des brebis bien conformées, et à leur donner un mâle plus petit qu'elles. Il fait remarquer que la taille du fœtus est ordinairement en rapport avec celle du père : si la mère est plus petite, le fœtus manquera de nourriture; dans le cas contraire, elle lui fournira une nourriture abondante, ce qui favorisera son développement. Une autre raison, c'est qu'une femelle forte donnera une plus grande quantité de lait pour nourrir le jeune animal après sa naissance. Il est reconnu que pour obtenir un animal parfait, il faut le bien nourrir jusqu'à son entier développement. Une autre considération non moins importante, c'est que les animaux qui ont de larges poumons, convertissent mieux, et plus promptement, une quantité donnée de nourriture, en leurs propres parties. Cuvier observe que l'énergie de la force motrice des animaux est en propor-

______

(1) Voyez le Mémoire sur le cornage, ci-après.

tion de la quantité de leur respiration. Ainsi, un animal qui a de grands poumons, trouve dans une quantité d'alimens donnés, une plus grande quantité de matière nutritive et assimilable, qu'une autre qui ne réunirait pas cette condition. Il s'engraissera donc plus facilement. L'influence des localités ne peuvent pas donner un pareil résultat. Le croisement est donc la voie la plus prompte pour obtenir des animaux à larges poumons. Afin d'y parvenir, il suffit de choisir des femelles d'une race de grande taille, de forme convenable, et de les allier à un bélier d'une race plus petite, mais bien fait. Par ce croisement la nutrition du fœtus sera augmentée, puisqu'il arrivera aux poumons et au cœur plus de sang, proportionnellement, que dans les autres parties du corps. Ces viscères prendront donc un plus grand accroissement, et comme la forme et l'ampleur du thorax sont modelées sur celle du poumon, on aura des animaux à large poitrail, et la forme de la poitrine se rapprochera de celle d'un cône, dont le sommet serait antérieur, et la base postérieure. La tête doit être petite, ce qui facilite singulièrement le part; de plus, la petitesse de la tête annonce généralement une race améliorée. On observe encore que les animaux mal nourris pendant leur développement et accroissement, ont les os d'une grosseur disproportionnée avec les autres parties.

Henri Cline rapporte les exemples suivans à

l'appui de ses raisonnemens : les races de chevaux en Angleterrre ont été perfectionnées
par l'emploi de petits étalons barbes et arabes,
et l'introduction des grandes jumens flamandes,
qui ont servi à l'amélioration des chevaux de
charrette; les porcs se sont perfectionnés par
l'importation de petits verrats chinois.

Lorsque la mode vint à Londres d'atteler deux
grands chevaux bais, des fermiers de Yorkshire
crurent bien faire en donnant à leurs jumens
des étalons plus grands qu'elles; mais ils firent
un tort considérable à leur race, et n'eurent que
des extraits défectueux et sans valeur.

En Normandie, on commit la même faute
en se servant des étalons danois pour élever
la taille des chevaux du pays, et la meilleure
race de France allait aussi se perdre, si les
fermiers ne se fussent aperçus à temps de
leur erreur.

Une autre remarque, c'est que les animaux
reproduisent le caractère de leurs ancêtres. Si
le fait est vrai, il faut donc constater avec
soin la généalogie de l'étalon, pour décider
s'il provient d'une longue suite de générations
de race pure. Ce point est si important, que
les éleveurs préfèrent un étalon défectueux
d'ailleurs, mais offrant toute garantie sous le
rapport de la pureté, à tout autre d'un sang
moins ancien, quoique l'étalon soit moins beau
et moins bien conformé.

Quelqu'un a dit, avec Huzard, que l'excès
de grandeur ou de taille ( étiolement ), dans

les plantes comme dans les animaux, était une marque de dégénération, et nous en avons des preuves multipliées dans les races des chevaux, surtout dans celles qui sont le résultat des croisemens avec des races déjà métisses. Il ajoute : Les cultivateurs ne doivent pas perdre de vue cette observation dans l'amélioration des chevaux, ni s'en laisser imposer par cette augmentation de taille, qui a été présentée comme avantageuse par plusieurs auteurs qui ont écrit sur les haras, mais qui étaient peu au fait de l'histoire naturelle.

Nous ne pouvons nous refuser à une autre citation du même auteur, parce qu'elle rentre parfaitement dans notre manière de voir. Un fait que l'expérience a confirmé, c'est que par des choix et des accouplemens prudens, des races, des formes et des contrées différentes se confondent, pour ainsi dire, mutuellement, et s'élèvent à un degré de perfection que le climat semblait leur refuser.

On connaît à quel point de perfectionnement sont parvenus les Anglais en appareillant leurs races de chevaux avec des races étrangères. Pour leurs bêtes à cornes, ils sont arrivés au point de faire acquérir, pour ainsi dire à volonté, à la même portion de l'animal qui se vend le mieux à la boucherie, un poids très-considérable, un volume proportionné, et les font rechercher. Il leur suffit pour cela de choisir ceux de ces animaux dans lesquels cette partie avait déjà quelques-unes des qualités nécessaires , et de les appareiller ensemble. Le but de l'appareillement est donc , non-seulement la conservation, mais encore l'amélioration des races.

On répète bien , dirons-nous avec l'auteur, qu'on doit éloigner les étalons qui auraient des vices héréditaires , et faire disparaître les défauts de conformation qui sont naturels au sol et au climat, ou à la race à croiser ; mais nous regretterons que l'on n'ait pas spécifié d'une manière précise les unes et les autres de ces défectuosités. Sans cette précaution l'éleveur restera dans le vague ou dans l'incertitude ; il ne saura ce qu'il doit rechercher ni ce qu'il doit éviter dans les appareillemens. Il faut une indication exacte et certaine pour la remplir avec avantage. Ici nous sommes d'autant plus coupables ou aveugles , que nous avons à notre disposition les germes de l'individu mâle et femelle , et que nous pouvons les réunir , les combiner même au gré de nos caprices. C'est bien dans ce cas que l'homme devrait faire usage de l'empire qu'il s'est arrogé sur les animaux domestiques , devenus ses esclaves , pour les modifier , au grand avantage de la société.

Il est évident , d'après ce qui précède , qu'une tête petite est une marque d'une race perfectionnée. Le cas contraire est donc une preuve que l'animal a dégénéré, et qu'il s'est éloigné de la souche première. L'importance de l'objet augmente, si l'on observe que la tête est partagée en deux régions, celle du crâne, celle des mâchoires. On voit les inconvéniens qui résultent sur le nerf trifacial, cinquième paire, qui, ne l'oublions pas, exerce une si grande influence sur l'action nutritive de l'œil, en sorte que lorsque ce nerf est dans un état d'altération, l'œil s'en ressent presque aussitôt.

### TROISIÈME PARTIE.

Si nous nous occupons maintenant des moyens curatifs employés contre la fluxion dite *lunatique*, regardée par les différens auteurs comme incurable ; si nous proposons une méthode raisonnée de traitement, nous ne pouvons avoir recours aux excitans, aux toniques, aux stimulans, à tous ces remèdes, enfin, qu'on met en usage pour modifier ce qu'on appelle la force vitale, les propriétés vitales, qui sont loin d'être admises par les physiologistes modernes ; et si l'on profite des découvertes faites sur le système nerveux, on sera conduit à rapporter tous les phénomènes de l'organisation à l'action vitale et à l'action nutritive, inconnues l'une et l'autre dans leur essence ; c'est donc à modifier ces actions que nous devons apporter tous nos soins. De quoi s'agit-il ? D'une maladie du globe oculaire, qui affecte plus fréquemment le cheval que les autres animaux domestiques. Pour arriver à la solution de la question, il faut s'assurer d'abord si l'organisation des solipèdes n'offre pas quelque particularité que l'on ne

rencontre ni dans les ruminans , ni dans les omnivores, et nous serons alors amenés à envisager
la question sous le point de vue de la physiologie
et de l'anatomie pathologiques. C'est à l'aide de
ces sciences que nous parviendrons à constater
avec exactitude des particularités de texture
et d'organisation , d'où résultent des altérations morbides qu'on ne soupçonne même
pas ordinairement. En effet , si l'anatomie nous
prouve que les dents du cheval sont en plus
grand nombre que celles des autres animaux
domestiques ; si elles sont plus grosses ; si à une
certaine époque de la vie les os maxillaires qui
doivent les loger n'en ont d'abord que trois de
chaque côté ; si la place des 12 autres molaires
n'existe pas dans ces os ; si, de plus, vers quatre
à cinq ans , les racines de ces dents poussent et
s'allongent au point de déplacer et de comprimer le nerf de la cinquième paire ou trifacial ;
s'il se fait une sécrétion d'une substance osseuse à
l'extrémité des racines molaires des inférieures; si
tous ces phénomènes ne s'observent ni les mêmes,
ni au même degré dans les ruminans ; si le développement se fait, dans ces derniers , vers la
région occipitale , comme l'attestent la production des cornes et du chinon , doit-on être à
présent surpris que le cheval soit plus exposé à
cette fluxion que le bœuf ? L'explication sera
d'autant plus facile, que ce développement des
dents et de la production osseuse dont nous avons
parlé , doivent être regardés comme le résultat
d'une sécrétion. On peut aussi admettre , comme

le prouve l'expérience , que ces sécrétions peuvent augmenter par une nourriture abondante , par l'effet du froid humide , ou de toute autre cause, qui occasionnerait un mouvement fluxionnaire , une irritation nutritive des organes dentaires , des os maxillaires , et des autres parties accessoires. Certaines races de chevaux , dont le volume des dents est plus grand , ou ceux issus de tel ou tel étalon , deviendraient plus disposés que d'autres à un développement plus considérable des dents molaires. Il en résulterait une compression sur le nerf de la cinquième paire ou trifacial , et une congestion active , un centre de fluxion dans ces régions. Profitons de toutes ces connaissances anatomiques , et proposons des moyens, sinon curatifs , au moins préservatifs. Les méthodes en usage , et qui composent la thérapeutique générale , sont en petit nombre , savoir : 1.° l'antiphlogistique ; 2.° la dérivative ; 3.° la méthode empirique ; 4.° celles de Rasori et d'Hanemann , qui seront seulement indiquées , parce qu'elles sont peu applicables à la maladie dont nous parlons.

La méthode *antiphlogistique* consiste à détruire un mouvement fluxionnaire ou inflammatoire. Ces moyens sont le repos de l'organe malade , l'abstinence , les boissons délayantes , les bains tièdes , les lavemens émolliens, et les topiques de même nature , sur-tout la saignée. Elle convient contre toutes les inflammations, les congestions , les irritations nutritives , sécrétoires , hémorragiques , escarotiques , etc.

Le repos ralentit la circulation dans la partie
malade , et les sécrétions diverses ; l'action nutritive est aussi diminuée , l'afflux du sang est
moins grand. On entend par afflux , l'attraction
plus grande du sang dans les vaisseaux capillaires des organes. Cet afflux tient à son tour
sous sa dépendance la tuméfaction , la tension ,
et l'engorgement. Ces phénomènes diminuent ,
ainsi que l'inflammation ou la congestion active,
par le repos et la diète. Or, en admettant que l'absorption continue, la résolution s'opérera, la fréquence des mouvemens du cœur sera diminuée ,
ainsi que celle de la respiration , l'hématose sera
moins active, et le sang deviendra moins excitant.
En effet, lorsqu'on laisse long-temps une partie en
repos , son volume diminue par l'absorption in-
tersticielle , le mouvement de décomposition pré-
domine. D'après ces principes , on doit couvrir
l'œil malade pour éviter l'impression irritante
de la lumière , employer des applications topiques émollientes , sous forme liquide , ou sous
celle de cataplasme. On ne perdra pas de vue
que le poids seul peut occasionner de l'irritation ; c'est la raison qui fait préférer les onctions
avec les pommades. A l'intérieur , on adminis-
trera les délayans , les boissons adoucissantes ,
comme décoction de son , d'orge , de graines de
lin , de mauve et de guimauve ; les lavemens de
même nature seront mis en usage , ainsi que les
lotions sur l'œil malade. Nous n'avons pas besoin
de faire observer que l'on ne doit pas souffler
de poudres dans les yeux , au moyen d'un cha-

lumeau , d'un tube de verre , ou d'un tuyau de plume , etc. Outre qu'elles sont nuisibles , elles rendent les chevaux méchans et difficiles à approcher.

S'il existe un moyen efficace qui opère un dégorgement très-prompt et qu'aucun autre ne peut remplacer , c'est, il faut le dire , la saignée veineuse , capillaire , ou celle de l'artère temporale. Mais , pour en obtenir des avantages , il ne faut pas être timide dans l'emploi de ce moyen. L'indication est d'égorger ou de tuer, si l'on peut parler ainsi , une inflammation très-intense du globe oculaire , qui se termine presque toujours par la cataracte et la perte de la vue.

Si dans la fluxion périodique du cheval elle n'a pas toute l'efficacité qu'on doit en attendre , c'est que la maladie principale n'est pas seulement une inflammation , mais qu'elle est compliquée d'une compression mécanique , exercée sur le nerf de la cinquième paire ou trifacial. C'est là le point de doctrine essentiel , trop négligé des auteurs. Par le moyen de la saignée on opérera en peu de jours une très-grande déplétion : la perte du sang s'élèvera à ving-cinq, trente et quarante livres. Que peut produire une saignée de quatre livres , comme celle qui est ordonnée ? Rien , absolument rien. Il est cependant un terme auquel on doit s'arrêter ; on est exposé en effet à tomber dans deux éceuils également fâcheux , de saigner trop ou trop peu. Je crains bien , par les préjugés qui existent encore sur ce point dans la pratique vétérinaire , qu'on pèche de préférence par saigner trop peu , dans cette maladie comme dans beaucoup d'autres. Que faire à cette manière de voir et d'agir des vétérinaires, qui tremblent continuellement , et ne rêvent que catastrophes? Ils ne manqueront pas plus de raisons que les poltrons pour excuser la peur qui les poursuit aussi dans leur pratique. Que faire ? Les plaindre et tâcher de leur prouver qu'ils sont dans une très-mauvaise direction. Écoutons-les , ils déplorent sans cesse les malheurs de leur méthode , et le peu de succès qu'ils obtiennent dans le traitement des animaux malades. On réitérera la saignée si la violence de l'inflammation persiste , toutefois en consultant l'énergie de l'animal. On ne doit pas s'en laisser imposer dans cette matière , et aller attribuer à la saignée des désordres qui ne dépendent pas d'elle , parce qu'on l'accuserait à faux. Il en sera toujours ainsi , tant qu'on considérera les maladies comme des êtres malfaisans , qui n'abandonneraient une partie de l'organisation que pour en attaquer une autre , et opposeraient une résistance opiniâtre aux moyens qu'on emploie pour les détruire. Vicq d'Azir n'a-t-il pas dit qu'il importe de connaître la supériorité de l'ennemi qu'on veut combattre? Cette manière métaphorique d'envisager le sujet justifie pleinement ce que nous avançons. Une maladie n'est pas un être , elle n'est pas non plus un groupe de symptômes ; elle consiste dans une augmentation ou une diminution des actions vitales et nutritives , ou l'addition de molécules , soustraction de l'arrangement particulier de ces mêmes molécules. Pour mieux développer notre pensée , nous dirons qu'il y aura irritation nutritive toutes les fois que l'assimilation sera plus grande. Elle sera déterminée par l'afflux de sang , qui contient ces matériaux nutritifs ou assimilables. Tout se passe dans l'intimité des parties , comme cela a lieu dans la nutrition et l'accroissement naturel. Nous ne parlerons pas de l'irritation sécrétoire et hémorragique , ni de l'irritation inflammatoire et de ses nombreuses sous-divisions , comme l'inflammation adhésive , essentielle, gangréneuse , chronique , ulcéreuse; ce serait trop nous écarter de notre but. Revenons à notre objet : la saignée , ce moyen héroïque , cet ancre de salut des vétérinaires , ne saurait être accusée des maladies qui peuvent se manifester ; elles auraient pu survenir malgré qu'elle n'eût pas été employée. On s'en apercevra lorsqu'on approfondira de plus en plus les lois de l'organisation , et il sera facile de prouver alors que l'abus de la saignée n'est pour rien dans le développement de la maladie. Il suffit , pour se convaincre de ce que nous avançons , d'étudier la marche et l'époque de la vie de l'animal à laquelle la fluxion périodique se manifeste le plus ordinairement , et celle des autres maladies qu'on attribue à l'abus de la saignée , comme la morve, le cornage, la pousse , etc. Si les vétérinaires ont des idées peu exactes et hypothétiques sur la saignée , qui forme la base presque unique du traitement antiphlogistique , ils n'en feront usage qu'avec timidité, ils éprou-

veront des mécomptes , ils se borneront à employer des délayans , des adoucissans , des
émolliens et les autres moyens débilitans. Que
sont-ils contre l'inflammation , si on les compare
à la saignée ? Leur effet est nul : ils peuvent bien
favoriser , aider , mais non déterminer à eux
seuls la résolution d'une maladie. Ces réflexions
sont applicables aux moyens dérivatifs qui ont
pour but de porter le mouvement fluxionnaire
sur un autre point de l'organisation que celui
affecté ; mais par ce moyen on ne soustrait rien
à l'économie animale. La quantité de fluide reste
la même , seulement le mouvement est déplacé.
Or une foule de causes peuvent faire revenir la
maladie dans la partie primitivement attaquée.
On n'a donc fait que retarder les phénomènes.
Cette seconde invasion pourra occasionner des
accidens funestes , l'organe n'étant pas totalement rétabli , et la désorganisation peut en être
une suite immédiate. On me dira peut-être qu'au
moyen des diurétiques , des purgatifs , des sudo-
rifiques , et de toute la cohorte des médicamens
en *ique* , on déterminera des évacuations , puisque ces médicamens sont placés par les auteurs
dans la classe des évacuans. J'y consens; mais nous
répondrons qu'on n'évacue que la partie séreuse
du sang , et qu'on laisse exister la partie fibrineuse , bien plus excitante. Sous ce rapport l'o-
pération ou la médication est incomplète, insuf-
fisante ; d'ailleurs la fluxion périodique est entretenue par une compression mécanique exercée sur le nerf de la cinquième paire. Nous ne

cesserons de répéter ce principe, qui a été jusqu'à présent trop méconnu ; aussi cette maladie du cheval doit-elle être placée dans un cas d'exception.

Nous avions le dessein de passer sous silence la méthode empirique , qui consiste à porter l'inflammation sur l'organe enflammé. Les agens de cette méthode ne pourront-ils pas opérer la désorganisation totale de la partie affectée ? On joue donc à chaque instant à quitte ou double , on agit à l'aventure , on méconnaît l'art, on administre les remèdes à la ronde , sans principe , sans connaissance , d'une manière absurde. L'expérience d'un empirique est toujours faible , dit Zimmerman, parce que cet homme exerce son art sans le connaître , et emploie les recettes des autres sans en examiner les causes, l'esprit et la fin. Le raisonnement ne doit donc pas être banni de la médecine , comme le recommande un empirisme aveugle. Passons brièvement en revue les méthodes particulières proposées par Chabert et Boin , pour combattre la fluxion périodique.

Chabert, dans l'article *Fluxion périodique* du Dictionnaire de Rosier , tome III , page 402 , indique les moyens suivans : La fluxion périodique venant d'une manière tumultueuse , exige la saignée ; à la diète la plus sévère, on joindra des breuvages d'infusion de petite sauge et les lavemens purgatifs. Il faut aussi placer dans la bouche un nouet composé de sel ordinaire et de poudre de réglisse , parties égales ; alors seulement on pratiquera la saignée ; mais il faut la faire aux deux jugulaires à la fois , et tirer en tout quatre litres de sang. On mettra l'animal à l'eau blanche. Si l'on reconnaît que la matière purulente est totalement précipitée , on abattra l'animal et on l'assujettira ; la tête étant bien fixée , on fait écarter les paupières avec un *speculum-oculi,* on prend une lancette et on la plonge dans la partie déclive de la cornée lucide en la dirigeant de la paupière inférieure à la supérieure sans offenser l'iris. Après cette petite ponction , la cornée s'affaisse , l'humeur aqueuse jaillit , ainsi que la matière purulente précipitée. Les pansemens doivent consister à humecter les paupières plusieurs fois par jour avec le baume de *Fioravanti.* Il faut passer à l'encolure, du côté malade , quatre sétons s'étendant depuis la jugulaire jusqu'au bord de la crinière ; on favorisera la suppuration par des frictions d'onguent *populeum ,* on les supprimera au bout de huit à dix jours.

Pour prévenir l'invasion d'une fluxion nouvelle , on fera sur chacune des paupières deux raies de cautérisation en deux arcs , dont l'un sur le bord de l'orbite et l'autre concentrique , placé entre le bord de la première raie. Pour laisser au feu toute son efficacité , on n'appliquera point d'onguent sur cette cautérisation.

Afin d'exciter l'action de l'intestin , on donnera chaque matin dans du miel un décagramme ( trois gros ) d'aloès pulvérisé, et par dessus une infusion de petite sauge. Ces moyens seront continués jusqu'à ce que l'animal purge.

La fluxion peut être compliquée de maladies vermineuses. Si elle commençait à devenir épizootique, on tâcherait de distinguer les chevaux qui y seraient le plus disposés, et on emploirait sur eux les sétons, les laxatifs et le régime.

Il est sur-tout important de rechercher les causes particulières, de s'attacher à les faire cesser. On doit, dès le début, supprimer la moitié des alimens solides, les donner d'excellente qualité, présenter à discrétion de l'eau blanche nitrée, tenir les animaux enveloppés de couvertures, les promener au pas, les bouchonner et les étriller deux fois par jour. Nous ne ferons aucune observation sur ce traitement, parce que les moyens employés sont, si l'on en excepte la saignée, tout à fait empiriques et sans efficacité. L'auteur, après avoir placé la dentition au nombre des causes de la fluxion périodique, établit les indications sur une pure hypothèse. Il n'a pas même soupçonné que la compression exercée par les racines des dents molaires sur le nerf de la cinquième paire en étaient la cause principale, qu'on ne pouvait la détruire par des médicamens, mais par le croisement des races. En effet, l'homme pouvant disposer des animaux à sa volonté, il lui est possible d'arriver à diminuer le nombre d'animaux prédisposés à la fluxion périodique, au cornage, à la morve, aux eaux aux jambes, à la gourme, fausse gourme, gourme maligne, affections qui se manifestent comme la pousse aux mêmes époques de la vie du cheval.

Ici se présentent les considérations sur l'âge et sur le croisement des races, deux objets d'une grande importance, qui méritent d'attirer les méditations des amis de l'agriculture. Le lecteur nous excusera sans doute si nous nous arrêtons quelques instans sur un sujet d'une si haute importance. Nous ajouterions volontiers un troisième point qui n'offre pas moins d'intérêt que les deux précédens, c'est l'émigration ou la transhumance, sujet aussi trop négligé par les auteurs vétérinaires. Mais avant, rapportons la manière de voir de M. Boin, qui par sa position de vétérinaire au dépôt d'étalons de Saint-Maixent, département des Deux-Sèvres, a observé un grand nombre d'animaux affectés de cette maladie. La fluxion, suivant lui, sévit de préférence depuis la naissance jusqu'à *sept ans*. Après cette époque elle devient moins fréquente. Il a fait des recherches, recueilli beaucoup de faits. Aussi a-t-il regardé comme un devoir de les publier, persuadé qu'il pourrait contribuer ainsi à trouver les moyens de combattre la fluxion périodique, maladie qui fait le désespoir et la ruine des propriétaires.

L'auteur termine son intéressant mémoire par des réflexions que nous n'avons pas cru devoir passer sous silence, parce qu'elles confirment notre manière de voir.

« Si malheureusement on n'a pas de succès dans le traitement de cette terrible maladie, il faut s'en prendre, indépendamment des méthodes, à la structure si complexe de l'œil, à la

variété des tissus si délicats dont elle se compose.»
Ne semblerait-il pas, à entendre l'auteur parler
ainsi, que l'œil du cheval serait autrement or-
ganisé que celui du bœuf ? cependant on y reconnaît mêmes membranes, mêmes humeurs,
les parties servent aux mêmes usages ; il y a
donc identité d'organisation : néanmoins le cheval est fréquemment affecté de la fluxion périodique, et le bœuf très-rarement. La seconde
cause est attribuée à la lenteur avec laquelle on
se décide à consulter le vétérinaire, qui est rarement appelé vers le début, où les secours
prompts et énergiques seraient salutaires ; car
il est de fait, d'après Boin, que la tenacité de
cette maladie est en raison directe du nombre
de ses récidives. Nous ne pouvons partager la
manière de voir de l'auteur. Les vétérinaires ne
conviennent-ils pas tous que les moyens qu'ils
emploient sont inefficaces contre cette maladie ?
Les remèdes peuvent-ils, en effet, faire cesser
la compression mécanique qu'exercent les racines des dents molaires sur les nerfs de la cinquième paire ? Nous ne le croyons pas. Ces
moyens deviennent dans ce cas tout à fait inu-
tiles ; ils ne peuvent que pallier, mais non guérir.
Alors pourquoi s'étonner qu'on ne s'empresse pas
d'appeler le vétérinaire ? que fera-t-il ? à quoi
aboutira le traitement, puisque l'emploi des remèdes prétendus curatifs n'empêche pas la marche de la maladie ? Aussi la cécité survient que
l'animal ait ou n'ait pas été tourmenté par l'usage
des sétons et autres moyens reconnus insuffi-

sans. N'est-il pas préférable de laisser l'animal en repos ? c'est le parti le plus raisonnable.

La troisième cause du défaut de succès dans le traitement, n'est pas plus admissible que les deux autres ; elle consiste dans les difficultés que l'on éprouve fréquemment de la part des propriétaires à soumettre un animal à un traitement et à un régime bien suivis, toujours très-long, et que l'insouciance ordinaire des domestiques ne permet pas d'exécuter. Cette insouciance des subalternes ne serait-elle pas due à ce qu'ils ont reconnu l'inefficacité de tous les traitemens en usage, et non à d'autres motifs ? En effet, n'est-il pas pénible pour un domestique de voir que les soins qu'il prodigue pendant long-temps à un animal en traitement ne sont suivis d'aucun résultat avantageux, puisque la maladie finit, malgré l'application des remèdes, par déterminer la cataracte et la cécité ? On voit par ce qui précède que les remèdes ne peuvent diminuer la grosseur ni la longueur des dents molaires, qui cependant causent tous les désordres. Aussi répéterons-nous avec l'auteur que c'est à prévenir cette affection qu'il faudrait s'attacher, et notamment à l'attention et au discernement que l'on mettra dans ce qui a rapport aux haras et au croisement des races. Mais sur quels principes établira-t-on les croisemens ? sur quelles bases s'appuyer ? que convient-il de faire ? que doit-on éviter ? Balançons les avantages et les inconvéniens de l'une et l'autre méthode, pour arriver à une conclusion raisonnable, objet principal de tout le travail que nous avons entrepris.

Nous voilà arrivés au point le plus intéressant de la dissertation. Nous devons revenir sur un passage de Blaine. Il est vraisemblable, suivant lui, qu'une connaissance plus approfondie des fonctions animales et de l'anatomie de la tête, nous mettra avec le temps à portée de découvrir à quoi tient cette disposition fluxionnaire.

Cet auteur, au moins, était sur la bonne voie, puisqu'il pensait que la fréquence de cette maladie tenait à quelques particularités d'organisation de la tête des solipèdes. Les auteurs français, il faut le dire, en attribuant cette maladie à une inflammation des parties de l'œil, inflammation qu'ils regardaient comme une exaltation des propriétés vitales (1), avaient trouvé tout naturel d'employer un traitement antiphlogistique. D'après cette idée, ils ne savaient à quoi attribuer le peu d'efficacité des moyens débilitans. Plus ils suivaient cette direction, plus ils devaient s'égarer, et égarer ceux qui adopteraient leur hypothèse ; aussi c'est ce qui est arrivé. La partie historique, qu'on peut consulter, nous dispense de donner ici des preuves nouvelles. Ces auteurs tournaient évidemment dans un cercle très-vicieux ; hâtons-nous à notre tour d'en sortir. Prouvons qu'il est possible de diminuer, et même de faire disparaître par des croisemens bien raisonnés, le nombre des ani-

---

(1) Il y a autre chose : une compression mécanique de la cinquième paire dont on ne parle pas. L'exaltation des propriétés vitales aurait-elle conduit à proposer le croisement des races ?

maux prédisposés à la fluxion périodique, au cornage. Voyons comment on parviendrait à ce résultat avantageux.

Posons en principe que la tête des chevaux de race ou de sang, comme on les appelle, est petite ; que l'état contraire est un signe d'abâtardissement. Ecoutons ce que dit Bourgelat à ce sujet : Les chevaux arabes n'ont pas la tête exactement belle ; les joues sont trop larges, on ne peut pas dire qu'elle soit carrée. Les chevaux persans sont, après les arabes, les plus beaux de l'Orient ; ils sont excellens, la taille est médiocre, la tête *en est légère*. Les chevaux barbes produisent en France plus grand qu'eux ; la tête en est belle et *petite*, tandis que les chevaux espagnols ont la tête un peu trop grosse, souvent trop longue. Les chevaux tartares sont d'une taille peu élevée ; l'encolure en est longue, *la tête petite*, les membres fournis ; ils sont cependant trop haut montés : ces chevaux, accoutumés insensiblement à la fatigue et à la diète, sont capables du plus grand travail et de la plus longue abstinence. Les chevaux hongrois sont aussi très-sobres, ils sont rarement beaux ; la tête est le plus ordinairement carrée. Ici je ne peux résister à rapporter un fait très-curieux : A l'époque où je faisais, à l'Ecole d'Alfort, des expériences sur la section des nerfs pneumogastriques, j'eus l'occasion de faire la section de ces nerfs au milieu du cou ; toutefois après avoir fait la trachéotomie sur un cheval hongrois affecté de la morve, et pour cette raison destiné à être abattu. Cet animal opéré vécut neuf jours, tandis que les chevaux français sur lesquels on faisait la même opération, ne vivaient que cinq ou six jours au plus ; je veux faire remarquer par là que les chevaux hongrois supportent l'abstinence plus long-temps que les chevaux français, ce qui n'est pas une chose indifférente un jour de bataille.

Continuons à citer Bourgelat. Le véritable cheval danois est de belle taille et bien étoffé ; il a de la légéreté dans les mouvemens, du courage et de la force. M. Huzard observe que plusieurs fois on a mis des étalons de ce pays en Normandie, et dans quelques autres parties de la France sans succès. On reproche à l'étalon danois d'avoir une coupe trop mince et les jambes trop fines pour sa taille.

Les chevaux de Hollande, de Frise, ne sauraient être comparés, pour la beauté et la bonté, aux danois. On vend, dit-on, des chevaux flamands pour des chevaux hollandais ; ils sont très-inférieurs. Ils pèchent presque tous par une tête énorme, par des pieds évasés ; ils sont mous, ne résistent pas long-temps au travail suivi et fatigant ; ils sont sujets à la fourbure, et succombent promptement aux maladies inflammatoires. Ils ne nous ont jamais été utiles pour nos haras. Bourgelat prétend qu'on devrait les bannir de nos établissemens. Ils ont fait dégénérer les chevaux du Vimeux, du Calaisis, et du Boulonnais.

Les Anglais n'estiment et ne recherchent dans leurs chevaux que la célérité et la vitesse ; le cheval de la plus vilaine figure est l'animal qui est porté au plus haut prix, dès qu'il a gagné une ou deux courses. On doit croire que la race des chevaux du pays était commune, même vile. Rien n'annonce que ces chevaux aient été estimés avant l'introduction des chevaux étrangers. Les plus beaux sont, pour la conformation, assez semblables aux arabes et aux barbes, dont ils sortent : la tête est bien faite, les oreilles longues. Les chevaux anglais sont plus étoffés et plus grands que les barbes ; ils sont généralement forts, vigoureux, hardis, capables d'une grande fatigue. Quelques personnes pensent, dit Huzard, que l'introduction des chevaux arabes en Angleterre date, comme en France, de l'époque des croisades. Lord Pembrocke est persuadé que c'est en faisant couvrir des jumens anglaises bien choisies, par des étalons arabes, qu'on a formé la race des chevaux actuels. Il ajoute que les productions, tant femelles que mâles, ont participé principalement des qualités des pères, et que les défauts des mères se sont, en quelque façon, effacés dans leur progéniture. Il ne faut donc pas croire que c'est au hasard, à la bonté des femelles, et à l'influence du climat que l'Angleterre doit cette amélioration. Une opinion absurde, dit Wall, subsiste en Angleterre, relativement aux chevaux Français. On y est persuadé que la France ne peut élever des chevaux comme l'Angleterre. La seule raison, c'est qu'on a toujours suivi dans ce pays de mauvaises méthodes dans les accouplemens. On reconnaît, dans les chevaux anglais les plus médiocres , même de la race la plus commune, l'influence du sang arabe, malgré l'état plus ou moins avancé de la dégénération. Les Anglais ont pris des Arabes les soins extraordinaires et multipliés qu'ils donnent à leurs chevaux , et sur-tout l'attention de connaître et de publier la généalogie de ceux auxquels ils attachent quelque réputation. On a pu par ce moyen recourir aux étalons et aux jumens qui approchent de la pureté des ascendans , pour en tirer race. On croira difficilement , par exemple , qu'on a porté l'excès des soins jusqu'à faire sabler des pâturages entiers, pour que l'herbe fût plus fine et plus approchante de celle du pays d'où les chevaux sont originaires.

Dans un autre endroit, Huzard avance qu'on ne connaissait pas en Normandie , avant l'introduction des étalons anglais , les chevaux à *mauvaises épaules*.

Un fait que l'expérience a confirmé , c'est que par des choix et des accouplemens prudens , des races de formes et de contrées différentes se refondent , pour ainsi dire , tellement, et s'élèvent à un degré de perfection que le climat semblait d'ailleurs leur refuser. On connaît à quel point les Anglais sont parvenus , en appareillant leurs races de chevaux avec des races étrangères , et avec les productions de ces mêmes races. Que ne peut l'homme sur les animaux ? Il relâche , modifie à son gré les ressorts de la vie ; il en porte, suivant Flan-

drin , tous les effets à tel ou tel point du corps ;
il développe ou resserre les formes , exalte à volonté , ou le principe qui nourrit ou celui qui
fortifie. Les alimens , le régime , les lois de l'organisation , voilà les moyens; leur application
est une science. On peut former des individus
pour acquérir une graisse abondante. Ces animaux privilégiés consomment peu , croissent
avec rapidité , et fournissent proportionnellement une bien plus grande quantité de viande ,
de graisse , que les animaux moins bien organisés. Des faits , ajoute notre auteur , attestent
ces assertions : des expériences répétées prouvent que ces animaux consomment la moitié de
la nourriture nécessaire pour ceux des espèces
communes, de même taille , de même âge ; par
exemple , ils sont aussi avancés à deux ans pour
leur formation , que les autres le sont à quatre ;
ils prospèrent une fois davantage. Ces essais ont
eu lieu sur des bœufs et sur des moutons.

Est-il étonnant que l'évidence des résultats en
Angleterre , où les choses utiles sont vivement
senties , ait porté les races de ces animaux à une
valeur prodigieuse ? Backwel, qui s'est occupé
de cette amélioration , a obtenu une médaille de
la Société d'encouragement des Arts utiles de
Londres , pour avoir offert l'exemple du plus
parfait engrais de bœuf , et exécuté de la manière la plus économique (1).

_______________

(1) Le bélier favori de Backwel couvrait à raison de 240ᶠ
par brebis, ou 10 louis.

Répétons , avec Flandrin , que si nos moyens consistent dans les lois de l'organisation , dans les alimens et les détails du régime, il est évident que la science consiste, à son tour , à faire passer dans l'organisation animale des élémens libres , pour en obtenir des combinaisons utiles à la société. Ces élémens sont, en partie, volatiles comme l'azote , l'hydrogène et l'oxigène, et fixes comme le carbone , le phosphore , et quelques sels. C'est cependant avec ce petit nombre d'élémens que se trouve formée cette innombrable variété d'animaux , si diversifiés , si admirables dans leurs formes. Mais n'attachons pas trop d'importance à cette forme si élégante et si fugitive. Deux forces président à tous ces phénomènes si variés , si multipliés : la force de la *genération* et celle de la *nutrition*. On doit faire une application heureuse , pour opérer les combinaisons de ces élémens libres en substances vivantes. L'homme dispose à son gré des animaux ; il peut les appareiller , les croiser pour le plus grand avantage qu'il en retire , soit pour la boucherie , soit pour la laiterie, soit pour le travail , soit , enfin , pour en obtenir une laine superfine.

Il découle naturellement de ces principes , que les règles ne peuvent pas être les mêmes pour se procurer toutes ces variétés de races utiles. Il n'entre pas dans notre dessein de traiter en détail cet immense sujet ; contentons-nous seulement de donner quelques notions indispensables.

On voit , en consultant les auteurs qui ont le plus approfondi cette matière, qu'on n'a pas bien déterminé la part que pouvait avoir l'étalon sur les productions , comparée à celle qu'exerce l'influence du climat, du sol , de la nourriture. Il paraît que cette influence des localités ne s'est manifestée que lentement , par une foule de causes difficiles à apprécier , et qui n'ont peut-être eu lieu qu'après une longue suite de siècles. Il suffit pour l'éleveur de savoir que la nourriture peut influer sur la qualité du lainage. Elle peut être trop abondante ; elle aura pour résultats , si elle est continuée pendant un certain temps, d'augmenter l'action de la peau ; celle-ci s'en-gorge , se tuméfie , une plus grande quantité de matériaux de sécrétion sont apportés par le sang, d'où résulte une augmentation de volume de cha-que brin de laine , puisque la partie bulbeuse , ou la racine , en recevra une plus grande quan-tité de matière nutritive.

La surabondance de nourriture , en poussant l'animal à la graisse , tend donc sans cesse à grossir la laine ; mais on n'a pas fait assez atten-tion que cette augmentation de taille de l'animal et du poids de sa toison , ne pouvait s'obtenir qu'au moyen d'une plus grande consommation. On a démontré d'ailleurs qu'une toison qui ne pesait en suint que quatre à cinq livres , pou-vait donner , après le lavage , autant de laine qu'une toison de dix à douze livres , et pouvait valoir en argent, à cause de sa superfinesse , deux ou trois fois autant. Ajoutons , qu'avec les

mêmes frais de nourriture , on pourrait élever
trois animaux d'une petite race , au lieu de deux
de grande taille ; on voit cependant beaucoup
d'agriculteurs rester partisans de la haute taille ,
malgré le désavantage qu'elle présente ; ils con-
tinueront donc à nourrir abondamment, et à
préférer les béliers les plus gros, mais cette méthode est très-coûteuse , et nuit à la qualité de
la laine. L'expérience a prouvé que pour perfectionner les formes d'une race et élever la taille,
il faut accoupler les femelles les plus grandes et
les mieux conformées , avec des étalons relativement plus petits qu'elles ; c'est le contraire
qu'on a suivi jusqu'à présent. En effet, on lit
dans l'ouvrage d'Huzard, que si la jument est
d'une taille peu avantageuse , on cherchera à
donner plus de taille à la production, par un
cheval plus élevé que la mère ; principe en opposition avec les observations consignées dans
les ouvrages de Cline , de Backwel , d'Young et
de beaucoup d'autres. Aussi les gros béliers de
Rambouillet ont-ils mal réussi partout où les
brebis indigènes se sont trouvées de petite taille.
Dans le Berri notamment, les agneaux naissaient
faibles et disproportionnés , et leur mère manquait de lait pour les nourrir suffisamment.
Nous avons déjà fait connaître que Cline pensait
que l'emploi des plus gros étalons pour améliorer les races était une erreur grave , qui
avait causé beaucoup de mal. Le croisement des
familles n'a bien réussi que dans les cas seuls où
les femelles étaient , à proportion , plus fortes

que les mâles, et il a manqué son effet, quand les mâles étaient relativement plus grands que les femelles.

On s'est attaché plutôt à la quantité de la laine qu'à sa qualité et à sa finesse, sans se rendre compte des frais de nourriture ; cette propension a été une des causes principales de l'infériorité des laines françaises, comparées à celles de Saxe.

Chaque éleveur ne devrait-il pas s'assurer, par un examen sévère, du degré de perfection où il est parvenu, et ce qui lui reste à faire pour arriver au même résultat que d'autres qui ont des troupeaux plus fins que les siens ? Il doit adopter le croisement des familles, et aller chercher des types améliorateurs ; mais il faut qu'il choisisse bien, et qu'il emploie les étalons parfaits avec la plus grande persévérance. On a observé en Saxe et en France, que beaucoup de troupeaux sont maintenant supérieurs à ceux d'Espagne, qui dans l'origine ont fourni des moyens d'amélioration.

On doit espérer que ceux qui préfèrent encore les plus gros étalons se convaincront bientôt que des béliers superfins, de moyenne taille, peuvent améliorer les laines, sans risquer de diminuer la grande branche de leurs troupeaux. « Qu'a- » vons-nous vu, dit M. Girod de l'Ain ? c'est que » les Espagnols, qui autrefois jouissaient du mo- » nopole du beau lainage, pour avoir voulu s'en » tenir à ce qu'ils avaient, et dans la crainte d'alté- » rer les qualités de leurs magnifiques Léonaises » en les affinant, ont aujourd'hui beau pro-

» duire à bon marché , et faire des toisons à
» quatre ou cinq sols la livre, ils voient leur
» laine dédaignée partout , classée parmi les
» qualités les plus médiocres, et payée au même
» prix. Peut-on les féliciter d'être restés station-
» naires ? Ils seront obligés de venir nous rede-
» mander les descendans améliorés de cette pré-
» cieuse race , dont la possession fut pour eux ,
» pendant si long-temps , la source d'une grande
» richesse , et qu'ils se sont laissé enlever avec
» tant d'incurie et d'imprévoyance. »

« Après les avoir devancés , ajoute-t-il , nous
» nous sommes vus devancés par d'autres , et
» voilà que , vainqueurs des Espagnols , nous
» sommes maintenant vaincus par les Alle-
» mands. »

Ces faits et ces observations confirment la
théorie que nous avons adoptée. Il nous paraît
évident que si nous avons un si grand nombre
de chevaux attaqués de *fluxion périodique* de *cor-*
*nage* , de *pousse* , de *morve* , etc. , c'est que nous
nous sommes éloignés des véritables principes
qui doivent guider dans le croisement des races.
En effet, si les étalons du Nord prédisposent leurs
productions à la fluxion périodique ou à d'autres
maladies, ne serait-ce pas à cause qu'ils pèchent
tous par une tête trop volumineuse ? Une tête
petite , dit Cline , annonce une race améliorée.
Aussi Huzard observe-t-il que la première règle
constante pour les croisemens , et dont on ne
doit pas s'écarter , c'est de croiser les races du
Nord avec des races du Midi. La conséquence de

ce principe est donc de ne pas croiser les races du Midi avec celles du Nord.

L'Angleterre, qu'il faut citer quand il s'agit de chevaux, fournit en grand des observations à l'appui de ce qu'on vient d'avancer. Jamais, suivant Huzard, les étalons du pays et ceux que les Danois y ont portés, n'ont donné aux chevaux anglais cette réputation qu'ils ont aujourd'hui. Ce n'est qu'aux importations des chevaux arabes et barbes que l'Angleterre doit l'amélioration de ses races ; comme ce n'est qu'à l'introduction des moutons d'Espagne à laine fine qu'elle doit l'amélioration de ses laines.

Si partout, avec de l'attention et des soins, on peut élever de beaux et bons chevaux ; si les mérinos ont réussi également dans tous les climats, même en Suède : sans nier qu'il y a des situations plus favorables que d'autres ; que le régime doit être bien entendu, et que les étalons doivent être choisis pour perfectionner les races, on peut conclure que la conduite à tenir pour rendre ces maladies moins communes nous est toute tracée. Nous devons rechercher sur-tout un étalon dont la tête sera petite, qui n'aura éprouvé la plus légère affection des yeux ni lui ni ses ascendans. Ce serait une preuve que les nerfs de la cinquième paire sont comprimés, soit parce que dans cet animal les dents molaires sont trop volumineuses, soit parce que le canal qui lui sert de passage est trop rapproché des racines de ces dents, soit enfin, que la production osseuse dont nous avons déjà tant de fois parlé, prend un développement capable de comprimer les nerfs qui influent tant sur la nutrition de l'œil. On remarque, en effet, que ces conditions d'organisation ne sont pas les mêmes dans les chevaux de races que dans les chevaux communs du Nord. Une autre observation ne doit pas être dédaignée, c'est que ces particularités peuvent dépendre de l'étalon seul ; en sorte que ses productions seront affectées de la fluxion, tandis que celles issues d'un autre étalon de même race , d'âge semblable , nourri , élevé sur les mêmes localités n'y seront pas sujettes. Ces considérations devraient déterminer à mettre les plus grandes précautions dans les accouplemens , dans la généalogie des ascendans. On ne doit plus être surpris des soins , que nous regardons comme trop minutieux , que les Arabes prennent dans les appareillemens et les accouplemens , dont on peut lire les détails dans Buffon (Histoire Naturelle). Suivant cet auteur, les Arabes connaissent les générations , les alliances et toute la généalogie de leurs chevaux ; ils distinguent les races par des noms différens : ils en font trois classes ; la première , est celle des chevaux *nobles des deux côtés ;* la seconde , est celle des chevaux de race *ancienne* , mais qui sont *mésalliés ;* et la troisième, est celle des chevaux *communs.* Ceux-ci se vendent à bas prix ; mais ceux de la première classe et même ceux de la deuxième sont excessivement chers. Ils ne font jamais couvrir les jumens de la classe noble que par des étalons de la même qualité.

Les chevaux qui paissent dans des marécages pourraient bien avoir des affections analogues aux fièvres intermittentes, qui viendraient se compliquer avec la fluxion périodique. C'est d'après cette idée que j'avais proposé dans mes cours de matière médicale, à l'Ecole d'Alfort, d'employer le quinquina contre cette maladie. Je me fondais sur la propriété non-seulement tonique du quinquina, mais sur-tout sur sa vertu bien connue contre les maladies d'accès, ou périodiques. Un vétérinaire, M. Evrard, établi à Dinant, royaume des Pays-Bas, a employé, d'après nos conseils, ce remède, contre cette fluxion ; l'époque est déjà très-éloignée, puisque c'est en 1808. A présent je vois comment l'administration du quinquina ne peut pas être efficace, puisque l'empoisonnement miasmatique ne constitue pas toute la maladie. Nous avons, en effet, prouvé qu'elle était déterminée par la compression des racines des dents sur les nerfs qui composent la cinquième paire. D'ailleurs on ne doit pas laisser l'animal paître dans les marais, parce qu'il serait à chaque instant exposé à la cause déterminante.

Il importe donc dans cette complication d'éloigner l'animal de ces localités insalubres. L'émigration sera ici salutaire et employée avec avantage. Aussi rapporte-t-on des faits qui confirment cette manière de voir. C'est ainsi, dit Huzard, que l'émigration remédie plus efficacement que les appareillemens aux vices du climat. C'est ainsi que les jeunes chevaux de l'Artois, du Boulonnais, du Calaisis et de la Picardie, transportés dans d'autres pays, en Beauce, en Brie et dans les environs de Paris, forment d'excellens chevaux de trait, dont les jambes et les yeux se conservent bien ; tandis que restant dans leur pays ils sont sujets aux fluxions périodiques, à devenir aveugles, à avoir les eaux aux jambes. Nous nous bornons à ces considérations pour faire connaître les avantages qu'on peut retirer de l'émigration.

Décrivons en peu de mots le procédé opératoire que nous employons pour déplacer le cristallin.

Nous avons déjà fait remarquer qu'on opérait avec d'autant plus de facilité qu'on introduisait moins de corps étrangers pour fixer l'œil. Ainsi le cheval abattu, la tête bien fixée, un aide tient la paupière supérieure relevée : on attend que l'animal soit tranquille, qu'il présente la sclérotique. Aussitôt en tenant la pique de Scarpa modifiée (elle est triangulaire, courbée et pointue) dans la main droite, comme une plume à écrire, on l'enfonce rapidement en appuyant sur le dos de l'instrument avec l'index de la main gauche. On remarque constamment qu'aussitôt que l'aiguille a pénétré dans l'œil, l'animal ne l'agite plus. On perce la sclérotique à deux lignes du point de sa réunion avec la cornée lucide. L'instrument est dans la chambre postérieure, on le voit à travers la pupille ; on embroche le cristallin par son bord supérieur, on déchire sa membrane, on divise, on broie même cet organe qu'on déprime et qu'on maintient dans le fond de la chambre postérieure ; mais pour sortir l'instrument, il faut abaisser fortement le manche, sans quoi le cristallin remonterait, et serait ramené à la première place. Cet inconvénient n'est pas aussi grave qu'on l'imagine.

On voit que cette opération est des plus simples, qu'elle est facile à exécuter, et cependant on répète sans cesse qu'elle ne peut réussir dans le cheval, parce qu'il n'est pas possible de fixer l'œil à cause d'un septième muscle et de la membrane clignotante. Nous n'avons pas éprouvé les inconvéniens signalés dans toutes les opérations que nous avons faites par abaissement, et nous venons, il y a peu de temps, d'en avoir une nouvelle preuve, en opérant plusieurs chevaux attaqués de deux cataractes.

Les accidens ne peuvent être attribués à l'opération, mais surviennent après. L'inflammation qui se développe est très-intense. La membrane qui sert de capsule au cristallin, et l'hyaloïde qui renferme l'humeur vitrée deviennent promptement opaques, en sorte que l'animal est frappé de cécité. Pour le cristallin, il est bientôt ramolli et résorbé. Aujourd'hui nous ne sommes plus surpris du défaut de réussite de l'opération de la cataracte par abaissement, puisqu'il existe une cause permanente qui entretient un mouvement fluxionnaire sur le globe oculaire du cheval. Ce n'est pas une inflammation ordinaire ; la cause est mécanique et dépend de la grosseur

des dents de certaines races de chevaux du Nord,
qui compriment les nerfs de la cinquième paire ;
ce qui met le cheval dans un cas d'exception
très-remarquable(1). Cette cause rendra tout-à-fait
inefficaces les médicamens les mieux employés,
les sétons, les vésicatoires, la cautérisation,
les médicamens topiques, émolliens, adoucissans, délayans, résolutifs, caustiques, astrin-
gens, etc.

Tous ces remèdes ainsi que les poudres et les
collyres secs, mous, liquides, vantés par les
auteurs, n'ont pas plus de vertu contre cette
maladie.

C'est pour cette raison que nous n'avons pas
transcrit d'anciennes formules, ni proposé de
nouvelles. A quoi bon faire un étalage de remèdes, puisqu'ils sont sans effet curatif? L'a-
nimal perd la vue, qu'on administre ou non des
médicamens. Convenons franchement qu'aucun
traitement, soit anti-phlogistique, dérivatif ou
empirique, ne peut être employé avec un succès
constant. C'est peut-être le moyen de reporter
l'attention des propriétaires, des éleveurs, des
vétérinaires, vers les préservatifs, c'est-à-dire
vers les croisemens, les appareillemens qu'on
ferait dans une bonne direction.

Je suis persuadé qu'on parviendrait facilement
par des croisemens bien entendus à faire dis-

---

(1) L'augmentation de nutrition des dents est le résultat
d'une artère plus développée qui charrie une plus grande quantité de matériaux assimilables dans un cas que dans un autre.

paraître ces chevaux à tête volumineuse , à œil
petit , enfoncé , à mâchoires rendues énormes
par des dents qui y sont enchâssées , qui compriment le nerf de la cinquième paire , d'où résultent tous les phénomènes que nous avons fait connaître en détail. S'il est vrai qu'on change la
finesse de la laine en croisant un belier superfin
avec une brebis commune dès la première génération ; si l'on est parvenu à faire acquérir, à volonté, à la portion de l'animal qui se vend le mieux
à la boucherie , un poids très-considérable et les
qualités qui le font rechercher ; si l'on est arrivé
à de si heureux résultats , en choisissant les animaux dans lesquels cette partie avait déjà les
qualités désirées , et en les accouplant ensemble;
si , par le moyen de cet appareillement , non-
seulement on conserve les races , mais encore
on les améliore , pourquoi ne pas employer
des moyens semblables afin d'obtenir des races
qui seraient bien moins exposées à la fluxion périodique , à la pousse , à la morve, au cornage ,
qu'on fait naître à volonté , par la section des
nerfs pneumogastriques (1).

On doute moins aujourd'hui qu'autrefois , dit
Corvisart, si l'on peut hériter du tempérament
de ses parens , de la force ou de la faiblesse de
leur constitution , des vices de conformation

---

(1) Voyez les Mémoires sur la Section des nerfs pneumogastriques, sur le Cornage et sur la Pousse, à la fin de ce
volume.

générale ou particulière qui leur sont propres. On peut avancer que de la mauvaise conformation que l'on tient des parens , naît le germe des maladies organiques de toute espèce. Je suis intimement convaincu , ajoute l'auteur , que l'empire de l'hérédité est plus puissant et plus étendu que les médecins ne le pensent aujourd'hui. Il croit fermement qu'un très-grand nombre de maladies , surtout celles qui sont rebelles aux efforts de l'art , ne l'emportent sur lui que parce qu'elles sont dues à des causes soit organiques , soit humorales héréditaires , et par conséquent insurmontables. Soit en exemple la phthisie pulmonaire : l'enfant né de parens phthisiques , aura dans la conformation de sa poitrine , dans celle de ses poumons , dans la texture intime , dans l'excitabilité de ses organes , dans les humeurs qui leur sont propres , qui les pénètrent ou qui les traversent , etc. , tout ce qu'il faut pour disposer à la phthisie ; tôt ou tard il sera affecté de cette maladie , et en deviendra la victime , ainsi que ses parens l'ont été. L'hérédité dans les maladies ne peut donc être révoquée en doute ; disons , avec le même auteur, qu'on doit l'admettre même pour certaines affections qui , par leur nature , semblent en être le moins susceptibles. Plus on apportera d'attention dans l'étude des maladies , plus on se convaincra de cette idée. Cessons donc, dit-il , d'être surpris de l'incurabilité de tant de maux , dont l'empreinte ineffaçable vient de plusieurs générations , qui l'ont transmise avec une trop funeste exactitude.

On s'est égaré dans ces questions en exagérant la puissance de la nature ou du principe vital, pour réparer les imperfections des parties ; il ne peut cependant toujours protéger les organes trop faibles , et les défendre contre les maladies qui les attaquent. Il serait facile de donner des exemples à l'appui de ces raisonnemens : si la force musculaire du cœur est excessive , les parois de l'aorte ne sont plus en rapport avec elle , et la dilatation de cette artère en deviendra la suite. Il est bien évident que les corps organisés ont des lois particulières, qui président à leur action nutritive et à leur action vitale ; mais supposer , sous le nom de nature, un principe qui imprime une bonne direction aux organes , et qui éloigne les agens morbifiques ou leur résiste , c'est ce qu'il est impossible d'admettre dans l'état actuel de la science.

Comment expliquer , d'après les idées des partisans de la force vitale, du principe vital et intelligent, les faits que nous allons rapporter? Depuis le 1.er janvier 1816 jusqu'au 30 septembre 1827 , le régiment des hussards de la Garde royale a reçu 1634 chevaux , la plupart âgés de cinq ans. Ils étaient tirés des provinces de Normandie, de Bretagne , du Poitou , du Bourbonnais , du Limousin et de l'Auvergne ; un certain nombre venaient d'Allemagne , et des bords du Rhin.

Ce régiment a perdu , dans l'espace de 11 ans environ, pour cause de morve et de phthisie pulmonaire tuberculeuse , maladies qui peuvent être considérées comme de même nature , mais dont le siége est différent, elle a perdu, dis-je, les animaux suivans, savoir :

$$6 \text{ chevaux de l'âge de 3 ans ;}$$

| | | |
|---|---|---|
| 45 | — | de 4 ans ; |
| 98 | — | de 5 ans ; |
| 97 | — | de 6 ans ; |
| 99 | — | de 7 ans ; |
| 51 | — | de 8 ans. |

Nous devons cet état à M. Rodet, maintenant professeur de l'école de Toulouse, et qui était alors vétérinaire en chef de ce régiment.

Ainsi, de cinq à sept ans, le nombre s'est élevé à 294, environ les deux tiers. On demande pourquoi la nature n'aurait pas protégé les chevaux de cet âge plus efficacement ?

Au lieu de rapporter ce phénomène d'un haut intérêt, à une puissance occulte et inadmissible, ne devrait-on pas plutôt voir un résultat de l'accroissement ou du développement de l'animal, ou des changemens et révolutions qui se manifestent à certaines époques de la vie ?

Nous rapporterons une autre preuve, dont les détails ont été constatés par nous, et qui se trouve consignée dans l'état suivant.

*Tableau présentant le relevé général des chevaux morveux, entrés dans les hôpitaux de l'École Vétérinaire d'Alfort, depuis le 18 novembre 1814, jusqu'au 20 mai 1823.*

SAVOIR :

| | |
|---|---|
| De 4 à 5 ans.............. | 4 chevaux. |
| De 4 ans 1/2............. | 1 |
| De 5 à 6 ans............. | 16 |
| De 6 à 7 ans............. | 31 |
| De 7 à 8 ans............. | 27 |
| De 8 à 9 ans............. | 27 |
| De 9 à 10 ans............ | 18 |
| De 10 à 11 ans........... | 7 |
| De 11 à 12 ans........... | 4 |
| De 12 à 13 ans........... | 5 |
| De 13 à 14 ans........... | 1 |
| De 14 à 15 ans........... | » |
| De 15 à 16 ans........... | 7 |
| De 16 à 17 ans........... | 3 |
| De 17 à 18 ans........... | 1 |
| De 18 à 19 ans........... | » |
| De 19 à 20 ans........... | » |
| De 20 à 21 ans........... | » |
| De 21 à 22 ans........... | 1 |
| | 153 |
| Hors d'âge........ | 11 |
| Dont l'âge n'est point indiqué.. | 3 |
| TOTAL...... | 167 |

7

OBSERVATIONS.

Sur le nombre de 167 , il s'en
trouve dans l'espace de 5 à 9
ans..................... 111
Ainsi , l'espace de quatre années
offre donc le même nombre
d'animaux affectés de la
morve , tandis que dans l'espace de douze ans on n'en
voit que................. 56

167

Il y avait 50 chevaux entiers.
   47 jumens.
   70 chevaux hongres.
Sur les 50 chevaux entiers, 16 jetaient par la
narine gauche , et un égal nombre par la droite.

Dans les jumens, 9 jetaient à gauche, et 4 à
droite.

Parmi les chevaux hongres, 23 jetaient à gauche, et 6 à droite.

Peut-on invoquer ces deux états en faveur
de la contagion de la morve , dont on ne sait
trop pourquoi on fait tant de bruit? Lors même
que l'agent spécifique contagieux serait déterminé , il resterait encore à savoir comment il
modifie l'économie. Agirait-il comme la gale, ou
comme le claveau ? A quelle époque de la maladie est-il produit? N'attaque-t-il qu'une seule
fois le même animal pendant tout le cours de sa
vie , ou en est-il autrement ? Cet agent, s'il

existe , a-t-il pour véhicule le mucus, le pus , les excrétions ou la perspiration cutanée , ou bien ces matières constituent-elles le virus qui servirait à reproduire des effets semblables sur les animaux sains de même espèce? Ce principe inconnu est-il volatil ou fixe? Suffit-il que l'animal sain séjourne dans une atmosphère chargée de ce principe pour contracter la maladie , ou bien doit-il être en contact avec les harnais, les dépouilles des animaux morts, ou faut-il qu'il soit inoculé ou placé au-dessous de l'épiderme , comme cela a lieu pour la rage et le claveau? Sous quelles conditions ou influences se développe le virus? Pendant combien de temps conserve-t-il la faculté contagieuse ? A quelle époque la perd-il? Est-ce après un an, comme le pus variolique, ou plutôt ? La chaleur décompose-t-elle le virus? Le froid s'oppose-t-il à la propagation? L'humidité exerce-t-elle de l'influence , aussi-bien que l'abstinence , les mauvais alimens , la constitution molle ou lymphatique? Cette maladie se reproduit-elle spontanément sous certaines conditions , ou bien ce virus , une fois produit, se propage-t-il par lui-même , à la manière des semences des végétaux ? alors il se multiplierait à l'infini. Ces maladies sont-elles dues à des animalcules, comme le croyait Linnée, Kirker , Valisniéri , etc.?

On voit par ces questions , que dans l'hypothèse où l'on aurait prouvé que la morve est contagieuse, ou déterminée par un virus spécifique , il resterait encore bien des points de doctrine à décider pour nous. Nous n'avons d'autre but que de chercher de bonne foi la vérité. Si ceux qui ne partagent pas notre opinion sur la non contagion de la morve tuberculeuse, au lieu de nous répondre par des faits, nous opposent seulement des croyances, nous leur dirons que ces sortes de preuves ne sont point du domaine de la raison, ni de la philosophie; elles sont, dans ce cas, rangées au nombre des superstitions totalement étrangères aux sciences physiques, médicales et naturelles.

Nous ferons remarquer que l'on a fait des expériences authentiques à l'école d'Alfort. N'est-il pas vrai que si elles avaient été aussi favorables à la contagion de la morve qu'elles lui sont contraires, on n'aurait pas manqué d'en faire usage, de les citer avec éclat, au lieu qu'aujourd'hui personne n'en parle, et on serait disposé à les regarder comme non avenues; elles valent cependant bien la peine d'être connues, et d'être rendues publiques.

Le tableau que nous publions répondra, je l'espère, à une foule d'explications inadmissibles, puisqu'elles ne sont pas appuyées sur des faits exacts et complets.

# ÉCOLE ROYALE VÉTÉRINAIRE D'ALFORT.

*ETAT des Chevaux soumis aux expériences sur la contagion de la Morve, depuis le 19 mars 1817 jusqu'au 31 juillet 1819, remis le 16 août 1819 à M. Girard, Directeur, par M. Dupuy, chargé des expériences.*

## CHEVAUX SAINS.

| SIGNALEMENT. | DATE de l'entrée en expérience. | DATE de la mort. | OBSERVATIONS. |
|---|---|---|---|
| Cheval hongre propre à la selle, sous poil noir mal teint, affecté de la pousse, âgé de 7 ans, taille d'un mètre 50 centimètres | 19 mars 1817. | 20 septem. 1817. | A cohabité avec trois chevaux morveux pendant sept mois et un jour. À l'ouverture, on n'a observé aucune des lésions qui caractérisent la morve. |
| Jument de selle sous poil noir mal teint, poussive à un très-haut degré, âgée de 7 ans, taille d'un mètre 50 centimètres. | 29 *idem*. | 26 juillet 1817. | A cohabité avec deux chevaux morveux ; on n'a observé aucune des lésions qui caractérisent la morve. |
| Jument de selle sous poil noir franc, âgée de 9 ans, taille d'un mètre 50 centimètres. | 7 septemb. 1817. | 24 décemb. 1817. | Cette jument est entrée dans les écuries des hôpitaux de l'École le 12 août 1817, et a cohabité avec un cheval morveux dans l'écurie des expériences le 7 septembre 1817, *idem*. |
| Cheval hongre de selle bai cerise, âgé de 9 ans, taille d'un mètre 45 centimètres. | 20 janvier 1818. | 31 mars 1818. | A cohabité avec deux chevaux morveux, *idem*. |
| Jument de selle gris sale, âgée de 9 ans, taille d'un mètre 45 centimètres. | *idem*. | 9 octobre 1818. | A cohabité avec sept chevaux morveux, *idem*. |
| Cheval de selle bai marron, âgé de 15 ans, taille d'un mètre 58 centimètres. | 2 juin 1818. | 5 avril 1819. | A cohabité avec cinq chevaux, pendant dix mois trois jours, *idem*. |
| Cheval bai brun, âgé de 15 ans, taille d'un mètre 45 centimètres. | 4 mars 1819. | 16 août 1819. | A cohabité avec un cheval morveux, pendant trois mois cinq jours, *idem*. |
| Jument bai châtain, âgée de 15 ans, taille d'un mètre 53 centimètres. | *idem*. | 8 juillet 1819. | A cohabité avec un cheval morveux, pendant deux mois et quatre jours, *idem*. |
| Deux chevaux, l'un bai, marqué en tête, âgé de 11 ans, taille d'un mètre 43 centimètres ; l'autre gris ardoisé, âgé de 15 ans, taille d'un mètre 48 centimètres. | » | » | Ces chevaux étant employés au service de la maison, ont travaillé avec les harnais des chevaux morveux, et n'ont rien contracté. |

On dira peut-être , après avoir consulté le tableau où ces expériences sont consignées , qu'elles ne sont pas en assez grand nombre ; qu'il serait important de les répéter , de les varier. Nous demandons , à notre tour , pourquoi on se montre si exigeant , si sévère , lorsqu'il s'agit des observations qui contrarient les idées des partisans de la contagion , tandis qu'on accueille les moindres indices , les apparences mêmes qui tendent à insinuer que la morve est contagieuse. Il y a beaucoup de partialité dans une pareille manière d'agir. Après tout , quel intérêt avons-nous à soutenir que la morve n'est point contagieuse , si ce n'est celui de la vérité? Ma réponse est la même qu'à l'époque où je me trouvais chargé de suivre les expériences à l'école d'Alfort. Hé bien ! prenez un cheval sain , bien constitué ; faites développer la morve par la cohabitation avec un cheval morveux , alors j'admettrai qu'elle est contagieuse. Mais lorsque je verrai un cheval être renfermé dans une écurie étroite , basse , manger , boire dans le même sceau avec sept chevaux morveux , et séjourner ainsi pendant plus de huit mois et demi ; un autre avec cinq pendant dix mois , je fais encore grâce de trois jours de plus que je néglige dans mon calcul , et d'autres , au nombre de onze , cohabiter dans la même écurie , qu'on ne nettoyait pas , avec deux , trois chevaux bien reconnus morveux , choisis par M. le directeur Girard , en présence des professeurs de l'école d'Alfort , dont à cette époque plusieurs étaient partisans très-prononcés de

la contagion , lorsque ces professeurs étaient af-
fligés d'un résultat si contraire à leur opinion ,
n'est-on pas suffisamment autorisé à ne pas admettre que la morve n'est pas déterminée par
une cause spécifique contagieuse ?

Il serait assez curieux de décider si la morve ,
comme le prouvent les tableaux indiqués , qui se
manifeste à la même période de la vie du cheval
que la fluxion périodique, qu'elle complique très-
souvent , était aussi occasionnée par une lésion du nerf de la cinquième paire. L'expérience
a démontré à M. Magendie que la sensibilité
générale de la pituitaire , cesse par la section de
la cinquième paire , dans les quatre classes des
animaux vertébrés. Il semblerait donc que le
nerf olfactif est dans le même cas que le nerf
oculaire, qui ne peut agir si la cinquième paire
n'est point intacte; en effet , les nerfs peuvent
être distingués en nerfs sensibles et peu ou point
sensibles : les premiers offrent un ganglion près
de leur origine , tels que la branche supérieure
de la cinquième paire , les nerfs qui résultent
de la réunion des racines postérieures des nerfs
rachidiens; de la huitième paire et de la dixième
paire , les nerfs qui jouissent de peu de sensibilité , ou qui ont une sensibilité spéciale, laquelle
est soumise à l'influence de la cinquième paire.
Nous avons déjà fait remarquer , avec le même
physiologiste , que l'influence d'un nerf sur un
autre est un fait du plus haut intérêt. Il est facile
maintenant de rendre raison pourquoi les chevaux de l'âge de cinq ans , six ans , ou sept ans ,

sont plus ordinairement attaqués de l'affection
tuberculeuse, qu'on appelle morve : il y a à cette
époque de la vie un centre de fluxion sur la
membrane nasale , opéré par la compression des
nerfs de la cinquième paire , qui sont altérés et
déplacés par les racines des dents molaires,comme
nous l'avons suffisamment démontré.

La morve est , suivant Gilbert , la maladie la
plus désastreuse de celles qui affectent les chevaux. D'après cette idée , on a dû mettre , dans
tous les temps , un très-grand prix à la décou-
verte d'un moyen capable de la combattre. Ce
secret précieux est encore à trouver, malgré les
assertions hardies d'une foule de charlatans. Si
l'on consulte l'expérience et les ouvrages des
auteurs, cette maladie serait occasionnée par un
très-grand nombre de causes : l'arrêt de la transpiration , la mauvaise qualité des alimens , des
exercices immodérés , des maladies de la peau
répercutées. Telles sont celles auxquelles on a
coutume d'attribuer le développement de la
morve , lorsque l'on ne la regarde pas comme le
résultat de la contagion. Pour se faire compren-
dre , l'auteur croit nécessaire de définir d'abord
ce qu'il entend par la morve , puisque les hippiatres sont loin d'être d'accord sur ce point. Il
regarde l'écoulement par les narines , comme un
symptôme univoque de la morve , et comme la
constituant principalement, puisqu'elle ne peut
exister sans le flux ou jettage ; il s'en joint d'autres , tels que l'engorgement des glandes lymphatiques, l'inflammation et l'altération de la mem-

brane pituitaire. Il y a d'autres maladies qui ont beaucoup de rapport avec la morve, comme la gourme, la fausse gourme. Il n'est pas éloigné de regarder la morve et la fausse gourme, comme une dégénération de la gourme, qui joue, dans l'espèce cavaline, le même rôle que la petite vérole de l'homme; et l'âge où la gourme affecte les poulains est de deux jusqu'à cinq ans; si elle se montre après cette époque, on lui donne le nom de fausse gourme. Les symptômes ne diffèrent presque point de ceux de la morve; on ne peut donc s'empêcher de regarder la morve comme une gourme imparfaite; d'ailleurs l'existence de la fausse gourme me paraît porter cette proposition jusqu'à l'évidence, d'autant plus que ces maladies se terminent très-souvent par la morve la mieux caractérisée. Si à ces faits, qui sont connus de tous les praticiens, on ajoute que dans quelques chevaux la morve est aiguë et inflammatoire, exprimant tous les caractères de la gourme, que dans l'âne et le mulet elle est presque toujours aiguë, on ne pourra pas méconnaître l'identité qui existe entre deux maladies qu'on regarde comme très-différentes. Cette manière de voir rendrait bien raison des causes qui occasionnent la morve; ainsi la gale, les dartres, les eaux aux jambes, les furoncles ou javars, le crapaud, les maladies cutanées, sont dues à un levain gourmeux, qui n'a pas été évacué. Si ces observations n'en imposent pas à l'auteur, par une fausse apparence de vérité, les vues curatives de la morve doivent porter sur

deux points : 1.º ranimer la circulation ; 2.º diviser et dissiper l'humeur de la gourme. Telle est
la double indication qu'on a à remplir. Les
moyens curatifs sont très-nombreux. D'après
cette hypothèse , il n'entre pas dans le plan de
l'auteur de les faire connaître ; il préfère rechercher les moyens de prévenir cette maladie. S'il
est vrai que cette maladie a sa source dans la
gourme , c'est dans la gourme qu'il faut l'attaquer et la combattre.

Si on ne réussit pas , c'est qu'on préfère toujours les médicamens échauffans, d'après les idées
de Solleysel , dont les poudres renferment du
girofle , de la muscade , du safran , de la zédoire,
les baies de laurier , l'écorce d'orange et de ci-
tron et la sabine. Cette recette monstrueuse a
trop bien fait fortune ; elle est entre les mains
de tous les nourrisseurs de chevaux , qui l'emploient fréquemment.

Garsault s'élève contre l'usage des cordiaux ,
mais il veut qu'on débute toujours par la saignée,
conseil dont les suites sont aussi très-funestes ; la
saignée rejette dans la masse l'humeur morbifique , et cette métastase est très-pernicieuse ; la
propriété qu'elle a de s'opposer au développement de la gourme , fait qu'on en abuse jour-
nellement , et cet abus est la source la plus
féconde de la morve ; en effet, il est de l'intérêt
des herbagers d'en arrêter le développement
jusqu'à l'époque de la vente de leurs poulains , et
d'en transmettre les risques à l'acquéreur. Ils
réussissent très-bien au moyen de saignées ré-

pétées, et en exposant les poulains à l'air froid.
En Normandie, les poulains restent rarement
plus d'un an dans les mêmes mains ; ils commencent à être vendus à 6 mois ; ils changent ensuite
de maître tous les ans, jusqu'à l'âge de trois à
quatre ans, qu'ils sont vendus pour le service.
Cet usage est fondé sur la nature des pâturages,
qui ne conviennent pas également aux poulains
de différens âges. Les officiers de cavalerie,
chargés des remontes, connaissent et pratiquent
le même procédé, et comme pour les dix-neuf
vingtièmes des connaisseurs, il n'y a point de
beauté sans embonpoint, et que des chevaux
qui jettent leur gourme ne présentent pas cet
avantage, les officiers ont le plus grand intérêt
à écarter une affection qui compromet leur honneur; et c'est par l'effet de ce procédé qu'on
voit quelquefois dans les régimens, presque
tous les chevaux de la même remonte affectés
en même temps de la morve, quoique distribués
dans les diverses compagnies, et quelquefois
même dans différentes garnisons, phénomène
dont on a vainement jusqu'ici cherché l'explication. Si la morve est l'accident le plus ordinaire
de cet avortement de la gourme, il est de fait
qu'un grand nombre de chevaux périt dans les
régimens avant d'avoir pu rendre aucun service;
ce n'est pas tout, ceux qui ne sont pas affectés
de la morve éprouvent des altérations de flanc,
desaffections de poitrine, qui les jettent dans
le marasme. Il sera très-difficile d'extirper un
abus aussi préjudiciable ; c'est par l'instruction

seule qu'on pourra y remédier. Ce défaut d'instruction fait croire à beaucoup de personnes qu'il est indifférent que le poulain jette sa gourme à deux, trois ou quatre ans ; aussi les herbagers n'ont rien vu de plus simple et de plus naturel, que de rejeter sur les acquéreurs les risques et les chances de cette maladie ; mais lorsqu'ils connaîtront les conséquences funestes de ce procédé, qui est la source la plus ordinaire de la morve, ils s'abstiendront de le mettre en usage.

Nous avons cru utile de donner une analyse un peu détaillée du mémoire de Gilbert, parce qu'il renferme les opinions des auteurs qui l'ont précédé, et qu'il rapporte l'origine de la morve à une cause tout à fait humorale, tandis que Lafosse cherche à établir que le véritable siége de la morve est dans la membrane pituitaire ; ce qui a fait dire à Tenon que, quoique l'opinion de M. Lafosse le père soit fondée, elle n'est pas sans contradicteurs. Ses adversaires attribuent la morve à une cause humorale, et ce sont ces derniers que M. Lafosse fils a en vue de convaincre dans sa Dissertation, présentée à l'Académie royale des Sciences, en 1761. Ce qui caractérise, suivant lui, la morve, ce sont les chancres de la membrane pituitaire. Si, en effet, elle procédait de la corruption des humeurs, ou du vice du sang, il demande pourquoi ces chancres n'affecteraient pas indistinctement toutes les parties du corps ? Pourquoi, si les humeurs étaient corrompues dans les chevaux morveux,

ces animaux seraient-ils gras , vigoureux, et ré-
sisteraient-ils au travail comme des chevaux
sains ? Leur constitution devrait s'altérer ; et il
soutient que la morve est, dans son principe et
dans son état , une maladie de la membrane pituitaire. Mais M. Tenon fait observer que la morve
de pulmonie , de gourme maligne , de farcin ,
paraîtrait au contraire appuyer le sentiment qu'il
combat , ne fût-ce que parce que la cause subsiste dans l'animal avant l'affection de la membrane pituitaire. Pour entendre ce que nous
disons présentement , il est nécessaire de faire
attention à la distinction suivante , introduite
par ces auteurs : pour qu'un cheval soit réputé
morveux, il faut, d'après eux , que la membrane pituitaire soit enflammée , ulcérée et chan-
crée ; que les glandes de la ganache soient tuméfiées , et qu'ils jettent depuis environ un mois:
*voilà la morve proprement dite.* Si l'animal jette ,
et que la membrane pituitaire ne soit pas enflammée , ni ulcérée , il n'est pas réputé morveux ; *c'est la morve improprement dite.* On peut
donc , d'après ce qui vient d'être dit , distinguer deux espèces de morve , relativement à leur
cause , l'une externe , l'autre qui dépend d'une
maladie préexistante. Lafosse le fils ne s'occupe que de la première espèce , et les auteurs
qui lui sont opposés, que de la seconde ; celle-ci
étant compliquée d'une autre maladie en devient
plus rebelle.

Lafosse rejette tous les remèdes internes, pour
n'employer que des topiques , sous formes d'in-

jections et de vapeurs , dirigées dans l'intérieur des narines , seules parties affectées.

Le mémoire de Lafosse fils a mérité l'approbation de l'Académie.

Nous renvoyons , pour de plus grands détails, à l'ouvrage sur l'affection tuberculeuse, que nous avons publié en 1817. Nous rapporterons quelques passages, qui feront connaître la manière dont nous envisageons cet objet dès cette époque. On n'a considéré la thérapeutique vétérinaire que sous le point de vue de la guérison des animaux isolés. Nous demandions alors s'il ne serait pas possible , par des accouplemens et par des croisemens bien combinés , d'appareiller les races des animaux domestiques , de manière à ce que les productions qui en naîtraient fussent moins exposées à périr de ces maladies. Le moyen est simple , disions-nous , à notre disposition, infiniment préférable , sous tous les rapports , à tous ces remèdes spécifiques , qu'on prône pendant quelque temps , et qu'on voit bientôt tomber dans l'oubli , d'où des intérêts particuliers les avaient sortis. Pourquoi négligerions-nous les fonctions génératrices ? Nos races avilies et dégradées seraient remplacées par des animaux robustes , qui ne seraient plus sujets à la morve , à la pommelière. Il suffit d'avoir posé le principe ; les applications sont trop faciles pour qu'il soit nécessaire de s'en occuper dans ce moment. On s'est trop attaché dans les haras à combiner les formes ; ce sujet n'a pas été envisagé sous les rapports physiologiques. On n'a pas recherché

les moyens de préserver les animaux des maladies , ou plutôt des prédispositions héréditaires.
Le véritable préservatif serait trouvé , si ce point
important était démontré par des faits incon-
testables.

La thérapeutique vétérinaire , sous ce rapport , a donc à sa disposition des moyens qu'on
néglige trop ; il est d'autant plus important de
mettre en usage les accouplemens et les croisemens , exécutés d'après des principes avoués par
l'observation et l'expérience , qu'on verrait disparaître cette légion de chevaux tarés , qui semblent se multiplier de plus en plus. Ces animaux
sont prédisposés non-seulement à la fluxion périodique , mais encore à une autre maladie qui attaque une race de chevaux normands : elle est connue sous le nom de *cornage*. Elle se développe depuis la naissance jusqu'à quatre ans , pour les
animaux qui restent dans le pays , mais plus tard,
de cinq à sept , pour ceux qui émigrent.

N'est-ce pas une nouvelle preuve qui vient
confirmer la théorie que nous soutenons ? Le
cornage se développe à la même époque de la vie.
Cette importante considération ne nous con-
duit-elle pas à bien étudier les changemens qui
se manifestent dans l'organisation des animaux ?
Cette base si utile du diagnostic n'est-elle pas
trop négligée des vétérinaires ? N'auraient-ils
pas un point fixe ? Ne peuvent-ils pas , en effet,
s'assurer d'une manière exacte , par le moyen
de la dentition et des dents , de l'âge de l'animal
malade ? Les renseignemens qu'offrent les dents

sont d'autant plus précieux pour le diagnostic, qu'ils sont certains, qu'ils ne peuvent varier ni changer par les causes des maladies, ni par les phénomènes locaux ou généraux de l'économie. En est-il de même des signes fournis par le tempérament, la constitution? Les propriétaires, les domestiques, ne peuvent, sous ce rapport, égarer, tromper le vétérinaire instruit, puisqu'il peut s'assurer, par l'inspection des dents, de l'âge véritable du cheval. Cette seule considération lui donne une certitude d'une grande importance, s'il connaît les révolutions tant intérieures qu'extérieures, qui se manifestent aux différentes époques de la vie, s'il s'est accoutumé à rapporter ces phénomènes, non aux tempéramens, ni à la constitution, mais à l'âge de l'animal.

Nous sommes conduits à étudier ce qui concerne le cornage, puisque c'est encore une affection de développement dans certaines races. Il semblerait que ces maladies pourraient être considérées comme des faces, des aspects des mêmes phénomènes d'accroissement, qui pourraient se rapporter aux mouvemens de composition ou de nutrition et de développement.

On sent bien que nous ne pouvons ici entrer dans toutes les considérations qu'offre cette matière. Nous avons tâché d'attirer l'attention et les méditations des vétérinaires sur les changemens qui s'opèrent, soit par l'accroissement, soit par l'action nutritive. La surabondance de nourriture donne un trop grand développement à tel ou tel organe , aux dépens d'un autre , si surtout la quantité de matériaux de nutrition est mesurée , déterminée de manière, que si elle se porte , par une espèce de choix , sur une partie, c'est au détriment d'une seconde qui a avec elle quelque affinité organique. Mais cette distribution de ces élémens assimilables peut être telle qu'elle gêne , trouble les actions des organes voisins , comme nous le voyons dans l'allongement des dents molaires du cheval , surtout de leurs racines , qui alors dérangent l'influence du nerf de la cinquième paire , sur l'œil et la membrane muqueuse des narines.

La question , envisagée sous ce point de vue , devient féconde en applications utiles , puisque du défaut de développement de l'os maxillaire inférieur, d'un écartement moindre de ces branches , résultera une compression très-forte du larynx des chevaux carossiers , normands ou cotentins.

Un coup d'œil jeté sur le tableau fera mieux connaître que les raisonnemens, l'objet qui nous occupe.

# ÉTAT

*Des mesures prises du côté interne de chaque branche de l'os maxillaire , à son contour dit la ganache.*

| SEXES. | ROBES. | AGES. | TAILLE. | | | SERVICE auquel l'animal est propre. | ESPACE intermaxillaire ou écartement de l'auge. | |
|---|---|---|---|---|---|---|---|---|
| | | | Pieds. | Pouces. | Lignes. | | Pouces. | Lignes. |
| Cheval. | Noir. | 5 ans 1/2 | 4. | 11. | » | Carrosse. | 4. | 5. |
| *idem.* | Bai. | 7 ans. | 4. | 8. | 4. | Cabriolet. | 3. | 9. |
| Jument. | Noire. | 6. | 4. | 10. | » | *idem.* | 3. | 10. |
| Cheval. | Alzan. | 7. | 4. | 9. | » | Carrosse. | 3. | 9. |
| *idem.* | Bai marr. | 8. | 4. | 8. | 2. | Commis voy. | 4. | » |
| *idem.* | Noir. | 6. | 4. | 7. | 10. | Pr. à la selle. | 3. | 10. |
| *idem.* | Gris. | 10. | 4. | 8. | » | *idem.* | 3. | 8. |
| Jument. | Isabelle. | 8. | 4. | 7. | 6. | *idem.* | 3. | 10. |
| *idem.* | Alzane. | 7. | 4. | 8. | » | Cabriolet. | 3. | 9. |
| *idem.* | Bai brun. | 10. | 4. | 10. | » | Carrosse. | 3. | 3. |
| Cheval. | Bai cerise. | 9. | 4. | 11. | 4. | *idem.* | 4. | 4. |
| *idem.* | Aubert. | 8. | 4. | 9. | » | Commis voy. | 3. | 10. |
| *idem.* | Blanc. | 10. | 4. | 10. | » | Voiture. | 3. | 8. |
| *idem.* | Noir. | 8. | 5. | » | 8. | Carrosse. | 3. | 10. |
| Jument. | Alzane. | 11. | 4. | 9. | » | Selle. | 3. | 9. |
| Cheval. | Bai brun. | 8. | 4. | 10. | » | Cabriolet. | 3. | 8. |

## OBSERVATIONS.

Cette mesure prise sur une jument affectée du cornage à un haut degré. . . . . . . . . . . . . . . . . . . . . . . . . . . . . . . . . . . . 2 pouces 4 lignes.

Cheval entier propre au carrosse, bai cerise, de la taille d'un mètre 57 centimètres ( 4 pieds 10 pouces 6 lignes ), âgé de 8 ans, affecté du cornage. . . . . . . . . . . . . . . . . . 2 pouces 11 lignes.

Le maximum d'écartement est de. . . . . 4 pouces 5 lignes.

Le minimum d'écartement. . . . . . . . . 3 pouces 3 lignes.

La jument affectée de cornage, présente une différence de 11 lignes avec l'animal qui a offert le minimum.

*Mesure à la même région de trois os maxillaires de bêtes Bovines.*

Sur une vache, il était de 4 pouces.

Sur les deux autres, il était de 3 pouces 9 lignes.

On remarque de plus que les branches s'évasent davantage, et que la tubérosité maxillaire n'est point saillante dans ces animaux, comme on la trouve dans le cheval.

Il découle de ces différences que le larynx est moins sujet dans les bêtes bovines à être comprimé, que dans le cheval ; il suffit, pour que ce phénomène se manifeste, que le larynx soit plus gros pour être serré par les saillies internes de la tubérosité maxillaire, qui est toujours très-forte dans les chevaux des races exposées au cornage ou sifflage. La manière dont la tête est attachée, la position du trou occipital, qu'il importe de bien constater, sur laquelle nous avons peu de renseignemens, son articulation avec la première vertèbre cervicale, qui fait que la tête est plus ou moins rapprochée de l'encolure, que l'animal s'encapuchonne ou porte le nez au vent, n'est pas un objet à dédaigner dans le croisement des races, dans les accouplemens, dans le choix d'un cheval pour le service de la selle. Nous croyons nécessaire de faire connaître deux Mémoires, l'un sur la section des nerfs pneumogastriques, et l'autre sur le cornage, parce qu'ils se rattachent à notre sujet, et qu'ils éclairent ce point intéressant.

C'est ainsi que, croyant ne faire qu'un Mémoire sur la fluxion périodique , nous avons été entraînés , presque à notre insu , à traiter d'autres maladies qui se développent à la même période de la vie du cheval ; c'est une nouvelle preuve de l'utilité de l'anatomie et de la physiologie , pour éclairer le domaine de la pathologie vétérinaire. Faisons des vœux pour qu'on se rapproche de l'étude de l'organisation animale , mine féconde , qui offre une foule de filons à exploiter.

Il est dans les sciences naturelles une marche qui a été la même pour toutes. Les phénomènes individuels , les descriptions de parties ou d'observations isolées, ont d'abord attiré l'attention. On voit, par ce que dit Bourgelat , combien il a eu de peine pour décrire les organes dans l'état de santé. Il ne fallait pas moins de vingt années de veilles pour défricher et préparer le terrain du champ vaste et inculte , dont nous arrachons avec tant de peine les ronces et les épines.

Il arrive une autre époque où l'on ne peut plus se contenter des descriptions des formes particulières : on essaie alors d'embrasser plus d'objets ; on étudie les conditions générales des différens systèmes d'organisation, soit à l'état normal ou anormal; on se livre à des expériences pour obtenir des réponses que l'observation seule ne donnerait pas. Fournissons-en une preuve.

# SECTION

## DES NERFS PNEUMOGASTRIQUES.

Nous avons continué , avec tout le soin et l'exactitude possibles, les expériences, sur la section , la compression des nerfs pneumogastriques au milieu du cou, en y comprenant le grand sympathique. L'influence qu'exercent ces nerfs sur la respiration, et par suite sur l'ensemble de l'économie, est trop bien appréciée aujourd'hui des physiologistes , pour avoir besoin de beaucoup d'efforts pour convaincre de leur utilité. Nous devons d'autant plus nous livrer à l'étude des nerfs , que les vétérinaires ont trop négligé cette matière. On trouve très-peu de renseignemens sur ce point dans les ouvrages des écuyers , qui presque tous se sont montrés étrangers à l'anatomie.

C'est le rapport des expériences faites à différentes époques , que je viens offrir à l'Académie royale de Médecine. ( *Ce Mémoire a été lu dans une des séances de cette compagnie.* )

### 1.re EXPÉRIENCE.

Nous avons modifié notre procédé de manière

à faire la veille la trachéotomie et l'isolement des nerfs, et à ne les couper que le lendemain, lorsque l'animal ne souffrait plus de ces opérations préliminaires. Nous avons observé, quelques instans après la section des nerfs, que l'animal chancela, devint faible sur les membres postérieurs, que la base des oreilles, et les paupières supérieures étaient couvertes de sueur. La température de la tête nous a paru plus élevée que celle des parties placées en arrière de la ligne sur laquelle avait été pratiquée la section. Après avoir constaté ces phénomènes, on se détermina à injecter très-lentement par l'ouverture de la trachée un demi-litre d'alcohol à 20 degrés ; presqu'aussitôt le pouls et les battemens du cœur deviennent prompts, forts et fréquens ; les membranes des narines, des yeux et de la bouche de couleur violacée ; celles des fosses nasales étaient couvertes de points rougeâtres, l'air expiré chaud exhalait l'odeur de l'alcohol ; mais deux heures après l'injection, cette odeur s'était dissipée ; on donna de l'avoine à l'animal, il la mangea avec assez d'appétit, mais il ne voulut pas boire. Immédiatement il fut tourmenté de coliques assez vives ; il y eut un peu de calme après une abondante évacuation d'urine. Le lendemain, les symptômes étaient peu changés ; on reconnut cependant que l'animal rejetait, par l'ouverture de la trachée, les alimens qu'il prenait. Il sortait également, après des efforts de toux, des mucosités puriformes d'une mauvaise odeur, et mê-

lées de matières alimentaires qui étaient descen-
dues dans la trachée-artère et dans les bronches.
Ces évacuations, en les débarrassant, facilitèrent
la respiration : on remarqua que les pulsations
de l'artère et les battemens du cœur, quoique
fréquens, avaient moins de force que la veille.
Il fut affecté de coliques après avoir bu.

Le troisième jour, l'animal respirait difficilement, les battemens du cœur et le pouls étaient
très-faibles, et la température de la tête plus
basse. Malgré ces symptômes fâcheux, on injecta
dans la trachée une même quantité d'alcohol ;
on remarqua les mêmes phénomènes qu'après la
première injection, mais l'absorption s'en fit
bien plus lentement ; les poumons étaient sans
doute moins perméables par l'inflammation qu'a-
vait occasionnée la première injection d'alcohol. La température de la tête qui s'était élevée
s'abaissa quelques heures après, et sur-tout lorsque l'air expiré eut perdu l'odeur d'alcohol. Le
pouls était petit et fréquent, la respiration devint gênée et sifflante : la température de l'animal, sur-tout à la tête, a diminué d'une manière sensible.

Vers le soir il s'est débattu, et il est mort
pendant la nuit.

A l'ouverture, on a observé que l'estomac était
rempli d'alimens grossièrement broyés et dessé-
chés ; ils ne paraissaient pas avoir éprouvé de
changemens par leur séjour dans l'estomac. Il
y avait des taches noirâtres à la membrane muqueuse du sac droit, ainsi que sur celle de l'in-

testin colon. L'œsophage contenait des alimens qui étaient tassés et durs ; le pharynx et les cavités nasales s'en trouvaient également remplis. Il y avait plusieurs litres de sérosité limpide épanchées dans la cavité de la poitrine ; les plèvres étaient très-rouges et injectées ; le tissu pulmonaire était gorgé de sang , se déchirait facilement , il était rouge et se rapprochait du parenchyme du foie ; les cavités du cœur étaient distendues par du sang coagulé , et très-noires ; les valvules et la membrane interne étaient infiltrées et violacées ; les veines caves , les veines et artères pulmonaires , les aortes , avaient aussi leur membrane interne infiltrée et de couleur noirâtre ; les bronches et la trachée renfermaient des matières muqueuses , puriformes avec des débris de matière alimentaires ; la membrane interne épaissie et de couleur violacée. Les nerfs examinés , on trouva les bouts de ceux qui avaient été coupés , tuméfiés , très-rouges , et exhalant une odeur très-fétide.

2.<sup>e</sup> EXPÉRIENCE.

*Sur une Chienne.*

On fit sur une chienne , âgée de trois ans , la section des nerfs pneumogastrique et trisplangnique au milieu du cou ; quelques instans après , l'animal a marqué beaucoup d'anxiété. Il faisait des efforts continuels pour vomir, et il ne rejetait par ce vomissement que des mucosités blanchâtres. Les régions de la tête et la base des oreilles sur-tout sont devenues très-chaudes ; le

lendemain, les mêmes symptômes se renouve-
lèrent, mais la température de la tête était beaucoup plus basse, et il y eut des mouvemens con-
vulsifs dans différentes parties du corps. Le troisième jour, les efforts du vomissement étaient
presque continuels, la tête était froide, le cœur
donnait cent vingt battemens par minute, l'animal était très-faible et ne pouvait se tenir sur le
train de derrière ; il tombait et se relevait à
chaque instant, et il est mort dans la matinée du
quatrième jour.

A l'ouverture, on a remarqué que l'estomac
ainsi que les intestins étaient vides, le foie gorgé
de sang très-noir ; les ventricules du cœur renfermaient du sang noir et coagulé, les poumons
volumineux et remplis de sang de la même couleur ; leur surface était parsemée de taches blan-
ches circonscrites, semblables à celles qu'on
observe sur les feuilles de la pulmonaire offi-
cinale, les bronches et la trachée remplies de
mucosités écumeuses. Les nerfs pneumogastrique et grand sympathique étaient rougeâtres, le
névrilemme injecté, et la pulpe ramollie, bru-
nâtre et d'une odeur fétide.

### 3.e EXPÉRIENCE.

#### *Sur une Brebis.*

Je pratiquai la section des nerfs pneumogastrique et trisplangnique sur une brebis très-
âgée. A peine la section fut-elle terminée, que
l'animal ouvrit largement la bouche et les narines, la respiration devint sifflante, et les batte-

mens du cœur très-fréquens. Il haletait continuellement ; il opérait sans cesse des mouvemens de déglutition, et je me suis assuré, en
ouvrant l'œsophage au milieu du cou, qu'il avalait
de l'air avec les mucosités ; le ventre se gonfla
tout à coup, comme on remarque dans la tym-
panite ou météorisation ; je me déterminai à
faire la trachéotomie pour éviter la suffocation
dont l'animal était menacé, et vers la fin de
la journée il mangea quelque peu de luzerne
qu'on lui donna. Il parut plus tranquille après
qu'on eut fait la trachéotomie. Le lendemain
les phénomènes ne présentèrent pas de grandes
différences ; cependant il était très-faible, il se
soutenait avec peine sur les membres postérieur, il agitait convulsivement différentes parties de son corps ; lorsqu'il était couché, la respiration s'embarrassait davantage et devenait
sifflante, le pouls petit et accéléré ; il grinçait
continuellement les dents, il était froid et ne
tarda pas à mourir.

A l'ouverture, on vit l'œsophage, le pharynx
et les cavités nasales remplis d'alimens ; on a
observé que le rumen en contenait une assez
grande quantité ; il en existe toujours, même
dans les moutons qu'on laisse périr de faim : la
présence d'une grande quantité d'alimens dans
ce viscère est une preuve que la rumination a
été suspendue. Le foie renfermait des kystes à
parois fibreuses, remplies d'hydatides que nous
avons rapportées à l'espèce échinocoque ; on a
fait la même remarque dans le tissu pulmonaire :

on sait que l'on rencontre fréquemment de ces animaux parasites dans l'espèce du mouton.

### 4.<sup>e</sup> EXPÉRIENCE.

*Sur un Cheval.*

Je me décidai à tirer du sang de la veine jugulaire, et de l'artère carotide d'un cheval de selle, avant de faire la section des nerfs de la huitième paire au milieu du cou. Le sang veineux et artériel avait la couleur qu'on lui reconnaît ordinairement, tandis que quelques minutes après la section de ces nerfs, le sang artériel était déjà d'un noir foncé. L'animal secoua fréquemment la tête, recula et devint chancelant des membres postérieurs; on voulut le faire marcher, mais à peine eut-il fait quelques pas qu'il s'arrêta tout à coup, et se laissa tomber après avoir dilaté fortement les narines et ouvert la bouche. Les membranes muqueuses apparentes étaient infiltrées, et d'une couleur violacée; la respiration était sifflante et semblable à celle des chevaux corneurs, et cet animal est mort comme asphyxié par privation d'air.

A l'ouverture, on n'a point observé d'alimens dans l'estomac ni dans l'œsophage, comme on le rencontre, lorsqu'avant de faire la section des nerfs on a pratiqué une ouverture artificielle à la trachée. Les poumons se sont trouvés gorgés de sang noir, la trachée et les bronches remplies de mucosités écumeuses, les cavités du cœur distendues ainsi que les veines, les artères pulmonaires et l'aorte ; on n'a pas observé de sang coagulé d'un noir foncé ; il y avait seulement des taches noirâtres superficielles , au-dessous de la membrane externe du cœur , ainsi qu'au-dessous de celle qui revêt l'intérieur des cavités ; elles sont produites , comme nous nous en sommes assurés , par un épanchement de sang.

## 5.ᵉ EXPÉRIENCE.

### *Compression.*

On a voulu déterminer, sur une jument de trait âgée de 15 ans, ce que produirait la compression des nerfs de la huitième paire pneumogastrique et grand sympathique ; on employa pour les comprimer exactement de petits cassots : aussitôt la respiration s'accéléra , les pulsations de l'artère maxillo-faciale s'élevèrent à 92 par minute, les battemens du cœur étaient moins fréquens. Pour diminuer l'anxiété de l'animal , on fit la trachéotomie , le calme se rétablit , il mangea et but , mais les alimens et la boisson ne tardèrent pas à retomber par l'ouverture artificielle de la trachée. Le troisième jour, l'animal refusa de manger, mais il but beaucoup , et fut tourmenté de coliques assez vives. Le quatrième jour, la respiration était embarrassée , fréquente , le pouls donnait 115 pulsations, les battemens du cœur tellement accélérés qu'on en compta jusqu'à 200 par minute. L'animal est mort comme asphyxié. Le sang qu'on tira de l'artère carotide , quelques instans avant la mort, avait une couleur noire foncée.

A l'ouverture, on a observé que les nerfs étaient rougeâtres, tuméfiés, ramollis, et qu'ils exhalaient une odeur très-fétide ; l'estomac et l'œsophage étaient remplis d'alimens très-secs , qui ne paraissaient avoir subi aucun changement par leur séjour dans l'estomac. Les poumons étaient gorgés de sang noir , et se déchiraient facilement ; le péricarde renfermait beaucoup de sérosité rougeâtre , les cavités du cœur remplies de sang coagulé et de couleur noire , son tissu très-ramolli , les bronches remplies de mucosités et de parcelles de matières alimentaires.

6.<sup>me</sup> ET DERNIÈRE EXPÉRIENCE.

## Compression.

Nous avons exercé une compression très-exacte sur les nerfs pneumogastriques, en y comprenant les trisplangniques , sur un cheval vigoureux , affecté de la morve. Il est bon de dire que nous n'avions point pratiqué la trachéotomie , aussi la respiration ne tarda pas à être suffisante, et semblable à celle des chevaux corneurs. Il fut presqu'impossible de le faire avancer de quelques pas , au contraire , il reculait , dilatait fortement les narines , avait la bouche entr'ouverte , et une expression de la face analogue à ce qu'on remarque aux chevaux affectés de la pousse à un haut degré , et qu'on aurait fait courir pendant quelque temps.

On tira du sang de l'artère carotide , et sa couleur était très-noire ; l'animal secouait fréquemment la tête , comme s'il avait voulu se débarrasser de mouches, ou d'un corps étranger; les poils qui recouvrent la paupière supérieure et le bas des oreilles se mouillèrent de sueur , et comme nous l'avons remarqué constamment , la température de la tête était plus élevée que celle des parties postérieures , autant que nous avons pu en juger, en appliquant la main successivement sur ces différentes régions ; les mouvemens d'inspiration , qui sont ordinairement de huit à dix par minute , s'élevèrent à dix-neuf , les pulsations de l'artère glosso-faciale étaient de soixante-douze, au lieu de quarante , dans l'état ordinaire. Ces phénomènes se sont manifestés dans l'espace de trois heures , et alors, comme il menaçait de périr à chaque instant par suffocation , on s'est déterminé à faire la trachéotomie , et à enlever les cassots qui comprimaient les nerfs. Aussitôt l'animal a respiré avec plus de facilité ; il fut moins agité ; le deuxième jour on remarquait que la respiration devenait sifflante chaque fois qu'on bouchait l'ouverture de la trachée , et on voyait se renouveler les symptômes du cornage ; il a mangé de la paille , du foin et de l'avoine avec appétit ; cependant la déglutition paraissait difficile et gênée , et on ne fut pas long-temps sans s'apercevoir que les matières qu'il avalait retombaient par l'ouverture artificielle faite à la trachée.

Pendant le troisième jour , l'animal a mangé ,

mais avec moins d'appétit que la veille ; les matières alimentaires et les boissons qu'il avalait
sortaient par l'ouverture de la trachée ; vers le
soir, les matières qu'il rejetait avaient une odeur
très-fétide, et à cette époque la scène changea
assez brusquement. L'animal manifesta les symptômes qui caractérisent l'indigestion vertigineuse, le vertige abdominal de Gilbert ; il bàil-
lait fréquemment, agitait sans cesse l'encolure
et la tête ; il devint chancelant, fléchissait les
membres antérieurs, pour les relever tout à
coup ; les pupilles étaient dilatées, l'animal ne
voyait plus ; il appuyait le front contre le mur
de face, et le bout du nez sur le fond de la man-
geoire ; il prenait l'attitude d'un cheval de trait
qui pousse en avant, de cette manière le poids
de son corps portait sur la pince des pieds postérieurs et sur le front ; les membres antérieurs
étaient fléchis, et ne reposaient pas sur le sol.
Il resta assez long-temps dans cette position, et
quoiqu'il parût très-fatigué, il employait toutes
ses forces à rester debout ; il tombait tout à coup
comme une masse, sa respiration alors était
très-pénible et bruyante, lorsqu'il était sur la
litière. Le pouls offrait des phénomènes bien
remarquables ; il était plein, embarrassé, fort,
dès que l'animal avait éprouvé des convulsions,
et s'affaiblissait graduellement jusqu'à la quin-
zième et vingtième pulsation, il devenait presqu'imperceptible, et aussitôt l'animal se tour-
mentait, et les mêmes phénomènes se renouve-
laient ; on observa la respiration de plus en plus

pénible , râlante , et l'animal qui continuait à s'affaiblir , est mort comme suffoqué.

A l'ouverture, on a trouvé l'estomac et l'œsophage , le pharynx et les cavités nasales remplis de matières alimentaires ; la membrane interne du sac gauche de l'estomac était de couleur violacée , ce qu'on remarque très-rarement dans le cheval ; elle est, comme on sait , blanche et semblable à celle de l'œsophage : la membrane muqueuse du sac droit était tuméfiée et de couleur noirâtre , la membrane interne des voies aériennes avait subi la même altération , et les bronches étaient remplies de mucosités puriformes d'une odeur très-fétide ; le tissu pulmonaire , gorgé de sang noir , était rouge et friable comme celui du foie ; les nerfs , dans les parties qui avaient été comprimées , se trouvaient ramollis , d'une couleur noire et d'une odeur fétide ; c'est ordinairement lorsque les nerfs exhalent cette odeur désagréable qu'on voit se manifester des symptômes semblables à ceux qu'on a remarqués sur les bêtes bovines, dans l'épizootie qui a régné en 1814 , et qu'on a appelée le typhus des bêtes à cornes , les cavités du cœur étaient distendues par du sang coagulé , d'une couleur très-noire ; les aortes , les veines caves , les veines, les artères pulmonaires en contenaient également.

Il résulte de cette expérience , que la voix du cheval a été modifiée , et semblable à celle des chevaux corneurs ; qu'il a présenté des symptômes de péripneumonie , et ceux de l'indigestion vertigineuse ; qu'on pouvait rendre la respiration sifflante en bouchant l'ouverture de la trachée ; que les boissons et la nourriture que l'animal avait prises pendant l'expérience , après avoir rempli l'estomac et l'œsophage , retombaient par l'ouverture de la trachée.

Il est utile d'observer que les animaux périssent presque tous le cinquième jour. Un cheval de race hongroise , soumis à ces expériences , a vécu neuf jours. Les bêtes bovines , attaquées de l'épizootie de 1814 , dépassaient rarement cinq jours.

Il paraîtrait que la vie du cheval ne peut être entretenue au delà de cette durée , par du sang qui n'a pas éprouvé l'influence pulmonaire ou l'hématose.

On voit que ces expériences auront éclairé plusieurs maladies dont l'étiologie est très-obscure , telles que le vertige ou l'indigestion vertigineuse , le cornage , la pousse , les épizooties.

Un cheval hongre , âgé de neuf ans , en très-bon état et vigoureux , fut destiné aux expériences. Examiné avant l'opération , le pouls battait trente-quatre fois par minute , et présentait tous les caractères de celui d'un animal en santé. Les mouvemens de la respiration étaient de treize pendant le même temps.

Afin de reconnaître les altérations que le sang pourrait éprouver , on pratiqua une saignée à l'artère carotide ; ce sang , d'une couleur très-vermeille , s'est coagulé promptement. Une once de ce caillot a fourni vingt-un grains de fibrine et deux centilitres de sérum (la fibrine a été pesée étant humide).

Après avoir pratiqué la trachéotomie, on fit la section des nerfs pneumogastriques au milieu du cou, en ayant soin d'enlever à chaque bout environ un demi-pouce de substance, et d'y placer une ligature, afin d'examiner à volonté les changemens qui surviendraient par l'effet de leur section.

Deux heures après, les bouts des nerfs examinés n'ont rien présenté de particulier; on n'aperçoit aucun changement dans la circulation ni la respiration, l'animal continue à manger comme auparavant; seulement la température de la peau de la tête est très-élevée, et une sueur abondante se fait remarquer autour des oreilles.

Quatre heures après l'opération, les bouts des nerfs sont un peu rouges et tuméfiés, la respiration est accélérée, les battemens du cœur sont assez forts, l'artère est tendue, le pouls petit et vîte.

Le sang retiré de la carotide est un peu moins rouge; le caillot, sur lequel on a remarqué une couenne inflammatoire de moitié de sa hauteur, ne contient plus que dix-neuf grains de fibrine.

L'animal boit et mange; mais la déglutition semble s'exécuter par un mouvement convulsif, les liquides sortent par l'ouverture de la trachée.

Seize heures après la section, les bouts des nerfs sont rouges, ecchymosés, durs, très-tuméfiés; l'animal se tourmente davantage lorsqu'on comprime tant le bout supérieur que l'inférieur ; le nerf supérieur est imprégné de sang, il est arrondi et semblable à une plume à écrire.

La respiration est lente, grande ; on ne compte plus que huit mouvemens au lieu de treize. Il sort des mucosités écumeuses par l'ouverture de la trachée ; les alimens retombent aussi par cette ouverture. Les doigts appliqués sur l'artère céphalique ou carotide, font reconnaître que l'action du cœur est moins forte qu'au commencement de l'expérience ; une compression légère suffit pour arrêter les pulsations de l'artère. On compte soixante-dix à soixante-quinze battemens au lieu de quarante. Le sang obtenu en levant la compression exercée sur la carotide, est brun, moins coloré en rouge que celui retiré précédemment ; la même quantité fournit un grain de moins de fibrine, et la même proportion de sérum.

La couenne inflammatoire a moins d'épaisseur ; lorsque l'animal boit ou mange, les substances avalées continuent à tomber par l'ouverture de la trachée. La température de la peau est à peu de chose près la même ; la sueur est diminuée. On remarque de légers tremblemens plus sensibles aux muscles sous-cutanés qui recouvrent les régions des coudes et des rotules ; les pieds sont très-froids, ainsi que les parties situées en arrière de la section.

Quatrième examen, vingt-huit heures après : les nerfs sont tuméfiés, rouges, douloureux, sur-tout le bout supérieur.

La respiration n'a éprouvé aucun changement ; le pouls donne quatre-vingt-dix pulsations ; le sang de la carotide est semblable à du sang veineux. Le caillot lavé n'a fourni que seize grains de fibrine. La couenne inflammatoire, encore moins épaisse, contient de l'albumine imprégnant le caillot. On observe les mêmes accidens que nous avons indiqués lorsque l'animal mange ; la conjonctive est d'une couleur jaunâtre ; la température des parties au-dessus de la section est plus élevée que celle des parties situées au-dessous et en arrière ; cependant on s'aperçoit que celle de la tête est plus basse qu'auparavant.

Cinquième examen, quarante heures après. Les bouts des nerfs n'ont point d'odeur fétide ; ils sont douloureux lorsqu'on y touche ; l'animal se tourmente alors beaucoup, et fait des efforts pour tousser. Lorsqu'on comprime les bouts supérieurs, la respiration devient aussitôt laborieuse, embarrassée ; il s'écoule par l'ouverture de la trachée beaucoup de mucosités mêlées de parcelles d'alimens. Les battemens du cœur sont moins forts, l'artère donne quatre-vingt-quinze pulsations ; le sang est noir, le caillot ne fournit que douze grains de fibrine au lavage ; la couenne inflammatoire est bien moins épaisse.

L'animal éprouve beaucoup de peine pour avaler ; les matières retombent par la trachée ; on reconnaît que l'œsophage est rempli, distendu et très-dur. Ce cheval est dans un état comateux ; les yeux sont fixes, annonçant l'effroi ; la température est très-basse aux membres postérieurs.

Sixième examen, cinquante-deux heures après. Les bouts des nerfs n'offrent que peu de changement.

La respiration est accélérée , treize par minute ; elle est embarrassée , bruyante ; les narines sont dilatées ; la bouche reste ouverte ; la respiration est stertoreuse ; les membranes conjonctive , buccale , nasale , sont injectées et de couleur bleuâtre.

On compte quatre-vingt-quinze à cent pulsations ; pouls petit, mou , faible ; le sang est très-noir ; lavé, il n'a fourni que sept grains de fibrine ; le caillot était imprégné de sérosité ; la couenne était de moitié de l'épaisseur du caillot. L'animal recherche encore les fourrages , il les mâche seulement, mais il ne peut les avaler. On a observé un mieux momentané après l'évacuation du sang de la carotide ; mais l'animal éprouve bientôt la plus grande anxiété ; il se couche , se relève avec beaucoup de peine , comme on l'observe dans les cas de colique ; il regarde le flanc. L'inspiration devient grande , prolongée ; les narines dilatées et la bouche ouverte , il fait des efforts pour faire entrer de l'air dans ses poumons ; il est tombé , n'a pu se relever, et est mort comme suffoqué.

L'ouverture du cadavre a été faite environ quinze heures après la mort.

*Organes encéphaliques et nerveux.*

Le cerveau n'a présenté aucune altération.

La substance dans laquelle les nerfs pneumogastriques prennent naissance , et qui est la colonne moyenne de la moelle épinière , n'a présenté aucune altération appréciable ; les racines de ces mêmes nerfs n'ont point non plus paru altérées. Les extrémités des nerfs coupés étaient grosses , dures et ecchymosées ; les fibres nerveuses étaient rouges ; il y avait du sang épanché dans le tissu cellulaire qui les environne. La tuméfaction s'étendait jusqu'à un pouce et demi au-dessus de la section ; au-delà de ce point , la substance nerveuse était encore ecchymosée ; les cordons qui se rendent aux bronches présentaient la même altération ; les nerfs laryngés inférieurs , et ceux œsophagiens , étaient aussi dans leur intérieur rouges et ecchymosés. Les divisions qui se rendent dans l'oreillette droite et le ventricule du même côté ont paru sains ; les nerfs diaphragmatiques n'ont présenté aucune lésion.

*Organes respiratoires.*

Les cavités nasales renfermaient des alimens triturés ; la muqueuse offrait des ulcérations à bords rouges , renfermant dans leur centre une substance blanche ; les veines et le sinus médian étaient remplis par un caillot fibrineux blanc ; le cheval était morveux.

*Larynx.* Les aryténoïdes étaient très-rapprochées et l'épiglotte abaissée , ce qui rendait l'ouverture de la glotte très-étroite. La muqueuse de cette cavité était rouge et tuméfiée.

La poche gutturale droite renfermait une petite quantité de matière puriforme. Sa muqueuse était rouge et épaissie.

La muqueuse de la trachée était verdâtre ; mais nous avons considéré cette couleur comme suite d'altération cadavérique.

La surface des poumons était mamelonée et tachée de noir et de blanc : ils étaient très-gros et très-pesans. Leur parenchyme , dur , et cependant se déchirant avec facilité , était marbré de rouge et de blanc à l'intérieur. La substance blanche était grumeleuse et facile à séparer de la rouge. Des cavités plus ou moins grandes , capables de contenir une noisette , et quelquefois une noix , étaient remplies de cette substance. Il y avait des tubercules ramollis. ( Il ne faut pas oublier que ce cheval était affecté de la morve , maladie que nous regardons comme tuberculeuse , au moins est-ce la variété la plus commune. )

Les bronches ont paru altérées aux bouts inférieurs avoisinant les cavités dont nous venons de parler. A quelque distance de ces ouvertures , la muqueuse était pointillée. Elles étaient remplies de mucosités et de matières alimentaires. Les vaisseaux ont paru sains.

*Organes de la circulation.*

La substance charnue du cœur était ramollie.

Ses cavités renfermaient un sang très-noir et non coagulé. L'artère abdominale et les artères crurales renfermaient également un sang très-noir. Les veines cave , porte et jugulaire contenaient aussi du sang , qui était en général noir et non coagulé.

*Organes digestifs.*

L'œsophage était plein d'alimens dans toute sa longueur, ainsi que le pharynx et les cavités nasales : on en remarquait jusqu'à l'extrémité des bronches.

L'estomac était distendu et rempli d'alimens presque secs, sans odeur acide , et adhérens à la muqueuse , qui était rouge , principalement à la grande courbure.

Dans certaines portions des intestins grêles , les villosités étaient noires ; ces parties du tube digestif ne contenaient pas de chyme , mais un mucus filant et jaunâtre.

Le cœcum renfermait peu d'alimens, ceux-ci étaient très-secs.

Le colon en contenait beaucoup qui étaient un peu plus humides.

Leurs muqueuses étaient saines.

Le foie était très-gros.

La rate présentait à sa face postérieure de larges taches noires. Le sang qu'elle contenait était noir et bourbeux.

Les reins et la vessie n'ont rien présenté de particulier.

Si nous nous reportons maintenant aux phénomènes que nous avons pu observer sur l'animal, et aux altérations que nous avons rencontrées à l'autopsie, il nous semble que l'influence que nous avions accordée aux nerfs pneumogastriques sur le larynx, les poumons, le cœur, l'estomac, l'œsophage et même la rate, se trouve complètement justifiée.

Sur le larynx : il ne peut y avoir aucun doute à cet égard, puisque si l'on ne pratique point la trachéotomie aussitôt après la section des nerfs, l'animal meurt au bout de quelques heures en présentant les phénomènes de l'asphyxie par privation d'air, et que ces animaux font entendre le même bruit que les chevaux corneurs. A l'autopsie nous avons vu que l'ouverture de la glotte était très-rétrécie; qu'il y avait occlusion presque totale.

Si ces nerfs ne servaient point à l'action vitale des poumons, l'action chimique aurait lieu, puisque l'air entrant et sortant par l'ouverture faite à la trachée se trouve dans les mêmes rapports avec le sang que dans un animal sain.

Cependant l'hématose est suspendue, le sang tiré de la carotide, d'abord vermeil, devient noir et semblable au sang veineux à mesure qu'il y a plus de temps que la section a été faite. On a vu, par les analyses que nous avons rapportées, que ce sang qui, dans une même quantité, contenait avant l'expérience 21 grains de fibrine, n'en possédait plus que 7 peu de temps avant la mort.

L'œsophage était paralysé et privé du mouve-

ment qui lui est propre , puisque l'animal , lorsqu'il voulait exécuter la déglutition , était obligé
de déplacer la tête , d'exécuter un mouvement
convulsif , et que les alimens finissaient par s'ac-
cumuler dans l'œsophage.

L'estomac éprouve aussi dans ce cas une altération qui ne permet plus la sécrétion du suc
gastrique. Nous avons vu que cet organe était
rempli d'alimens qui n'avaient point éprouvé de
chymification , et que l'on n'a point trouvé de
chyle dans l'intestin grêle.

Enfin , la rate était gonflée et remplie d'un
sang noir et bourbeux ; une portion de sa substance altérée ( une once ) , introduite sous la
peau d'un cheval sain , a déterminé un engorgement charbonneux qui a fait périr l'animal
en quatre jours. A l'ouverture de ce dernier, la
rate a présenté une altération semblable à celle
trouvée dans le premier cheval.

# DU CORNAGE.

Le cornage est très-répandu dans les départemens de la ci-devant Normandie.

Cette maladie sera considérée sous les rapports qu'elle peut avoir avec l'anatomie, la physiologie pathologique et avec la thérapeutique. Le but étant clairement indiqué, faisons connaître les opinions des hippiatres et des vétérinaires sur cette affection. Ensuite nous rapporterons des observations particulières, et nous terminerons notre travail en proposant un plan d'expériences, pour arriver à la connaissance de la cause, du siége et de la nature de la maladie, dont le sifflage n'est qu'un symptôme, et à l'indication des moyens curatifs à employer.

Solleysel attribue le défaut d'être souffleur, à un vice des conduits de la respiration, qui sont trop étroits ; il assure que les marchands ne doivent pas être garans de ce vice, puisqu'il ne tient qu'à celui qui achète de le reconnaître, en faisant trotter ou galopper le cheval. Il ajoute que ces chevaux ne peuvent être considérés comme poussifs, et qu'on ne doit pas acheter ni un cheval souffleur, ni un cheval gros d'haleine, quoiqu'il regarde ce dernier défaut comme moins grave que le premier.

On lit dans l'Extérieur de Bourgelat , que l'étroitesse des fosses nasales est souvent une des des causes du bruit qui suit dans l'animal l'action de la respiration , attendu qu'en pareil cas elle demande des efforts de sa part pour chasser et attirer l'air. Ce bruit, suivant l'éditeur , est ce qu'on nomme sifflage , cornage ou halley. A la page 156 du même ouvrage , se trouve le passage suivant : « Nous ajouterons qu'il est des chevaux souffleurs et des chevaux gros d'haleine. Le flanc des uns et des autres n'est pas agité au delà de ce qu'il doit l'être naturellement après que l'animal a couru ; ils soufflent extraordinairement, et fournissent presqu'autant , non dans des courses violentes, mais dans un travail ordinaire , que s'ils n'avaient pas cette incommodité. Les chevaux gros d'haleine soufflent moins que les chevaux souffleurs. Il en est , sur-tout parmi ceux-ci, qui en travaillant font entendre un râlement désagréable , et en général ces sortes de chevaux fatiguent ceux qui en font usage. Dans une note , M. Huzard assure que tous ces bruits, quel que soit leur diapason , constituent le cornage , sifflage ou halley. Ce dernier auteur confond ce que Bourgelat avait distingué. Cette confusion peut-elle être regardée comme un perfectionnement? Nous ne le croyons pas ; ce n'est pas le cas de dire : *simplifier c'est perfectionner;* on a seulement tranché la difficulté.

M. Huzard , dans un travail plus étendu, qui a pour titre : *Rapport au Conseil du Roi, sur le cornage et sifflage ou halley* , donne la définition du cornage. C'est , dit-il , un bruit que fait entendre le cheval , soit pendant , soit après l'exercice , qui est toujours produit par la résistance que l'air éprouve à passer de l'atmosphère dans les poumons , *et vice versâ*. Il rattache les causes de cette affection aux suivantes , savoir : 1.º aux vices de conformation ; 2.º à des maladies aiguës et chroniques de la poitrine ; 3.º à des accidens particuliers ; 4.º à la mauvaise manière de harnacher les chevaux. Nous n'entrerons pas avec l'auteur dans les explications qu'il donne sur les causes précitées , parce qu'elles ne résolvent pas la question. M. Huzard en convient lui-même , lorsqu'il avance que le cornage , qui est dû aux vices de conformation , ou qui accompagne et qui suit des maladies chroniques , est le seul qui doive intéresser l'acheteur. Les autres causes , rendant l'animal malade , le mettant hors d'état d'être vendu , ne doivent pas être prises en considération. Nous observerons , ajoute-t-il , au surplus , qu'il est très-difficile , pour ne pas dire impossible , d'assurer avec précision la cause de ce bruit. On est souvent réduit à des indices , que l'ouverture des cadavres ne vérifie pas constamment. L'auteur ne prouve-t-il pas dans ce résumé , que dans cette longue énumération des causes du cornage , la véritable n'est pas indiquée. Il est évident qu'on s'égarerait , si on adoptait les raisonnemens de cet auteur , et que la direction qu'il a suivie ne doit pas être celle qui conduira à la solution de la question proposée. Qu'est-ce qui constitue le cornage ? L'auteur n'a pas répondu à cette question. Prouvons notre assertion : si le sifflage est dû à une cause physique , comme vice de conformation , étroitesse des cavités nasales, etc. , la cause étant permanente, le bruit , dans cette supposition , devrait être continuel. Pourquoi ne se manifeste-t-il que pendant , ou après un exercice plus ou moins violent ? Il faut bien admettre que la cause qui détermine le sifflage est intermittente, puisque l'animal ne siffle que dans l'exercice. Cette affection tient donc à quelque chose qui ne paraît qu'à la suite de mouvemens prolongés , et qui se dissipe lorsque l'animal est dans le repos. C'est donc cette cause particulière , qui nous est inconnue , qu'il faut rechercher ; mais , avant de nous livrer à cette discussion , poursuivons les détails historiques.

M. Godine jeune a publié un mémoire sur le sifflage, à la suite de son traité d'Hygiène, qui a paru en 1815. Il définit le sifflage, un bruit plus ou moins éclatant, que l'animal affecté de certaines maladies ou mal conformé , fait entendre toutes les fois que la respiration est troublée , gênée d'une manière quelconque. Il range les causes auxquelles il attribue le sifflage dans trois séries , savoir : altérations physiques , vice de conformation , comme l'étroitesse des cavités nasales , du larynx , l'aplatissement des os de la tête , le peu de diamètre de la trachée-artère , des bronches , etc. ; cette espèce de sifflage est regardée par M. Godine comme incurable. Nous ne reproduirons pas ici notre objection ;

nous demanderons seulement comment il se fait qu'une cause qui agit d'une manière permanente ne produit point un effet continuel. L'observation que nous a fournie M. Bouley jeune est une preuve que le bruit a lieu dans le repos , et pendant l'exercice , lorsque la cause est un rétrécissement ou une occlusion de l'ouverture de la glotte. S'il en est autrement , il faut que la cause qui produit le cornage n'agisse pas continuellement. En effet , l'aplatissement des os des cavités nasales , est un vice de conformation qui ne peut varier , qui est toujours le même , que l'animal soit en repos ou en exercice. Donc ces causes physiques ne peuvent être regardées comme déterminantes. Les mêmes objections se présentent pour les causes placées dans la deuxième série , telles qu'une tumeur osseuse , qui exhubère dans l'intérieur des cavités nasales , des corps étrangers retenus dans ces cavités , des tumeurs polypeuses du voile du palais , de la trachée , des bronches et des cavités nasales. On voit qu'on indique toujours des causes permanentes pour rendre raison d'un effet qui ne se manifeste qu'après l'exercice. On a donc omis dans ces considérations la cause principale. Les auteurs n'ont pas fait attention à l'intermittence du bruit ; ils ont dissimulé cette difficulté , ou du moins ils n'en font aucune mention dans leurs écrits ; c'est cependant l'objet principal. L'auteur que nous analysons observe que cette dernière classe des causes appartenant aux maladies aiguës , c'est dans ce cas sur-tout que le

sifflage doit être considéré comme un symptôme ; le cornage ne subsiste pas plus long-temps
que l'affection qui lui a donné naissance. L'intensité des symptômes , les dérangemens très-
sensibles de toutes les fonctions importantes ,
ne permettent pas de confondre cette espèce de
sifflage avec celui que l'auteur classe dans les
deux premières séries. L'auteur de ce mémoire
dit , en terminant , qu'il a cru ces distinctions
indispensables à l'histoire raisonnée du cornage.

M. Godine fait aussi une remarque qui nous
a paru importante , et que nous croyons devoir
rapporter ici.

Le cornage ne s'est manifesté en Normandie
que depuis 1764 , époque où l'on a introduit des
étalons danois dans cette province. Il affirme
qu'on éprouve encore aujourd'hui les funestes
effets de cette introduction. Les auteurs plus modernes se sont bornés à commenter le rapport
de M. Huzard ; ils n'ont ajouté aucune considération importante. Ne pourrait-on pas les comparer à ces ouvriers d'imprimerie, qui , assem-
blant des caractères , composent des ouvrages
auxquels ils n'ont prêté que la main ? C'est ainsi
que le nombre des volumes augmente , sans
que pour cela le cercle de nos connaissances
s'agrandisse.

Si l'on examine maintenant les opinions des auteurs, on se demande si ce qu'ils ont avancé sur
cette matière est bien le résultat de l'observation
et de l'expérience , s'ils ont suivi la méthode de
l'induction. En effet, pour rappeler la médecine

vétérinaire à sa véritable destination , à l'observation hippocratique , il devient nécessaire de
la débarrasser de ces explications verbeuses , de
ces hypothèses , ou de ces conclusions hasardées
de l'esprit , qui nous conduiraient à l'erreur , ou
élèverait une science factice , artificielle , au
détriment de la vérité et de l'avancement de la
médecine. Pour nous, dégagés de tout préjugé, de
toute idée préconçue , en nous appuyant d'un
côté sur les connaissances historiques , de l'autre sur l'observation exacte et fidèle des faits ,
essayons de nous élever jusqu'à la nature ou jusqu'aux élémens qui constituent l'affection connue vulgairement sous les noms de cornage , sifflage ou halley.

Les chevaux qui en sont atteints ne peuvent ,
suivant M. de Bonneval, être employés , ni à la
chasse , ni à la guerre , ni à tout autre service
qui exige de l'haleine. On croit avoir remarqué
que les chevaux de carrosse sont plus souvent
attaqués que les chevaux de selle , qui le sont
rarement ; les jumens en sont peu affectées ; les
chevaux à tête busquée plus souvent que ceux
qui ont le chanfrein droit. Cette affection ne
s'est manifestée, jusqu'à présent , en France , que
dans les départemens qui composaient la Normandie ; partout ailleurs elle est peu connue.

Quelques nourrisseurs de Normandie prétendent avoir entendu dire à leurs pères que le cornage s'était manifesté à l'époque où , il y a trente
ans, en a importé des étalons danois dans ces
contrées ; d'autres pensent que l'origine de cette

10

maladie remonte à une époque plus éloignée. M. Godine jeune indique l'année 1764 ; mais ce dernier auteur n'apporte pas de preuve à l'appui de ce qu'il avance.

M. Bonneval dit que les vétérinaires les plus instruits attribuent le sifflage à ce que les os de la ganache ou de la mâchoire inférieure du carossier normand étant trop rapprochés l'un de l'autre, compriment le larynx, ce qui empêche l'animal de respirer. Cependant d'autres vétérinaires et des nourrisseurs de la plaine de Caën, du Cotentin, de la vallée d'Auge, ne pensent pas que ce soit là la véritable cause. Ils prétendent qu'il y a deux espèces de cornage : l'un qui provient de l'obstacle que la conformation vicieuse de l'arrière-bouche oppose à l'air pour traverser le canal aërien, observant que cette conformation peut être naturelle ou acquise par suite de maladie ; l'autre, qui résulterait d'un embarras qu'éprouve la poitrine de l'animal pour se dilater, étant obsédée par une humeur. Ils ajoutent que le sifflement est plus aigu dans le cornage de la première espèce, que dans celui de la seconde

M. Bonneval rapporte l'opinion de M. Homet, vétérinaire à Alençon : elle consiste à regarder le cornage comme un symptôme d'une maladie plus générale, qu'il appelle scrophule. Cette maladie, dite scrophuleuse, serait un véritable Protée, qui prendrait successivement un grand nombre de formes. Il suffit d'énoncer l'opinion de M. Homet, pour faire connaître qu'elle est inadmissible. L'analogie dont il parle est-elle le résultat de l'observation? Il ne rapporte aucun fait en sa faveur. C'est une conjecture, une hypothèse plus ou moins ingénieuse, plus ou moins problable; encore faut-il des faits pour confirmer cette manière de voir. Nous remarquerons que l'affection scrophuleuse ne peut être qu'une cause prédisposante; mais où est maintenant la cause déterminante? Ce vétérinaire ne l'indique pas. Ces scrophules ne peuvent donc être envisagées que comme une prédisposition héréditaire, admise par presque tous les nourrisseurs, et une grande partie des vétérinaires de la Normandie. On voit qu'on est loin d'être d'accord; que les idées ne sont pas encore fixées, même en Normandie, sur la cause ou les causes qui déterminent le sifflage. Est-il héréditaire? Est-il possible de le guérir? Questions importantes qu'on ne peut résoudre dans l'état où se trouve la science.

Pour éclairer ce qui est relatif au sifflage ou cornage, rapportons quelques faits particuliers.

1.er Fait. Un étalon du Haras d'Alfort, que nous avons observé souvent, issu du croisement d'un cheval danois avec une jument normande, mangeait peu, se nourrissait mal, ne pouvait supporter le moindre exercice, et n'avait aucun désir de s'accoupler; on lui administra de la poudre de cantharides à l'intérieur pour augmenter son appétit vénérien. Il a sailli plusieurs jumens qui n'ont pas été fécondées. Sa constitution molle, son peu d'énergie le rendaient impropre à tout exercice soutenu ; il boitait habituellement du pied droit antérieur, et si on le soumettait au travail pendant quelques instans, il se manifestait les phénomènes de la fourbure qui aurait attaqué les quatre pieds à la fois. L'application du feu sur le larynx et la trachée ne produisit aucun changement avantageux. On a fait abattre cet animal, j'étais présent à l'ouverture ; on a remarqué que les deux cartilages arythénoïdes étaient tellement rapprochés l'un de l'autre, que l'ouverture de la glotte n'offrait qu'un centimètre de largeur d'un arythénoïde à l'autre. Cette conformation vicieuse explique pourquoi le travail le plus modéré lui devenait si pénible.

2.ᵉ Fait. M. Bouley jeune nous envoie les poumons, la trachée et le larynx d'un cheval qui avait la respiration sifflante dans le repos, même à l'écurie. Nous examinons ces pièces avec soin. Nous observons qu'il existait une ulcération à la membrane qui revèt l'arythénoïde gauche, au-dessus de l'articulation de ce cartilage avec le cricoïde. L'ulcération avait détruit la membrane muqueuse, aminci le cartilage ; la partie supérieure de l'arythénoïde gauche s'appliquait contre celui du côté opposé. L'ouverture de la glotte était bouchée, excepté à la base du cartilage épiglotique, où il y avait une ouverture par où une petite quantité d'air pouvait passer et arriver aux poumons. Cette portion brisée se soulevait bien pendant l'expiration, mais dans l'inspiration cette partie supérieure était appliquée plus immédiatement contre le cartilage opposé ; l'ouverture de la glotte était alors presque fermée. Il est utile de faire observer que pendant la vie cet animal avait la respiration continuellement bruyante, sifflante même dans le repos le plus absolu ; c'est là ce qui a déterminé le propriétaire à le faire abattre.

3.e FAIT. On achète une vache qui était affectée du cornage à un haut degré ; elle restait habituellement couchée, avait la région du larynx appuyée sur le sol ; elle est abattue et disséquée. On ne fut pas peu surpris de rencontrer une tumeur volumineuse enkistée, située entre les grandes branches de l'hyoïde, appliquée sur le pharynx auquel elle était adhérente au moyen d'un petit pédoncule ; elle pesait deux livres. Cette tumeur poussait le larynx en bas ; il en résultait que les nerfs laryngés inférieurs décrivaient une courbure avant de se rendre au larynx. Ils étaient raccourcis, comprimés ; aussi l'animal appuyait-il la région du larynx sur le sol ; il se manifestait les phénomènes d'une suffocation imminente, lorsqu'on soulevait la tête et que le larynx n'était plus soutenu.

Nous avons observé dans les moindres circonstances, en 1812, une jument affectée de sifflage, lorsqu'on l'exerçait pendant quelque temps ; dans le repos, la respiration était comme à l'ordinaire. On tira une certaine quantité de sang d'une des artères céphaliques : on reconnut par l'inspection qu'il était plus noir, moins vermeil que dans l'état de santé. On fit trotter l'animal pendant quelques instans ; la respiration devint sifflante comme celle des chevaux corneurs , il leva la tête , chancela des membres postérieurs et mourut bientôt. On tira aussitôt du sang d'une des carotides, sa couleur était d'un noir foncé, on l'a comparée à celle de l'encre. A l'ouverture du thorax , on trouva une tumeur du poids de sept livres , située dans le médiastin antérieur. Il est important de faire remarquer que les deux nerfs pneumogastriques , avant de fournir les deux nerfs laryngés inférieurs, traversaient cette humeur volumineuse : ces nerfs étaient tiraillés , comprimés , lorsqu'on faisait trotter l'animal.

Dans les nombreuses expériences que nous avons faites sur la section des deux nerfs vagues au milieu du cou , le cheval en expérience faisait entendre un bruit semblable à celui des chevaux corneurs lorsqu'on ne pratiquait pas la trachéotomie , ou lorsqu'on bouchait cette ouverture artificielle. Si l'on exerçait l'animal , le sang tiré des artères , avant l'expérience , était rouge et vermeil ; peu d'instans après que les nerfs pneumogastriques étaient coupés , le sang devenait d'un noir foncé. Les membranes conjonctive , nasale et buccale prenaient une teinte noirâtre.

Nous aurions pu rapporter d'autres observations pour confirmer notre manière d'envisager cette affection , mais nous avons regardé ces faits comme suffisans. On demande ce qu'on avait changé ? on avait fait la section des deux nerfs pneumogastriques, rien de plus ; cependant l'animal devenait siffleur.

Comment ne pas admettre l'étiologie que nous proposons, puisque par la section des nerfs pneumogastriques ou de la huitième paire au milieu du cou, on détermine dans le cheval un bruit semblable, identique à celui qui constitue le cornage ? Si l'on prouve que dans ces expériences on a occasionné le resserrement ou l'occlusion de la glotte ; si l'animal périt asphyxié par privation d'air, on peut rendre raison de ces phénomènes en disant qu'on a paralysé les nerfs laryngés inférieurs, tandis que les supérieurs jouissent de toutes leurs fonctions. Or les nerfs paralysés vont se distribuer aux muscles dilatateurs du larynx, les nerfs qui ne sont pas paralysés aux muscles constricteurs ; l'action de ces derniers n'étant plus contrebalancée, ils ferment plus ou moins exactement l'ouverture de la glotte, d'où survient l'asphyxie de l'animal par privation d'air. Serait-il téméraire de conclure qu'il y a analogie entre ce qui arrive après la section des nerfs pneumogastriques et ce qu'on observe dans l'affection qu'on nomme vulgairement le cornage ? Dans l'un comme dans l'autre cas, les bords des arythénoïdes sont tellement rapprochés que l'air ne peut pénétrer dans les poumons. L'animal à qui on a coupé les nerfs pneumogastriques et celui affecté du cornage périront l'un et l'autre asphyxiés par privation d'air atmosphérique. Mais si, après avoir fait la section des nerfs de la huitième paire, on pratique la trachéotomie, l'animal pouvant respirer par cette ouverture artificielle, ne périra que le cinquième jour; l'asphyxie est plus lente, moins prompte que dans le premier cas ; les symptômes sont donc analogues.

Ici il se présente deux questions à résoudre : la cause qui détermine le sifflage, comprime-t-elle les nerfs laryngés inférieurs ou les nerfs pneumogastriques avant la naissance de ces mêmes nerfs recurrens ? L'autre question est de savoir si dans ces chevaux corneurs il ne se développerait pas, soit par une influence héréditaire, soit par l'effet d'une inflammation, la production d'un tissu accidentel qui aurait les propriétés du tissu érectile, spongieux et caverneux, dont le siége serait au-dessous de la membrane muqueuse qui revêt les bords supérieurs des cartilages arythénoïdes. La dissection de deux larynx provenant de chevaux affectés du sifflage a confirmé l'existence de ce tissu caverneux qui est susceptible d'érection, ayant de l'analogie avec le tissu du pénis : cela ne pourrait-il pas être produit par une influence héréditaire, ou se développer accidentellement à la suite d'une maladie inflammatoire qui aurait attaqué la membrane muqueuse du larynx ou celle des cavités nasales ? Les polypes admettent souvent du tissu spongieux dans leur composition, alors ils exercent la même influence sur la respiration qu'ils rendent sifflante.

Il s'agit actuellement de déterminer le but qu'on se propose d'atteindre.

Il se présente deux séries d'expérience à faire ; deux méthodes à mettre en usage ; l'une, nous la nommons méthode raisonnée ; la deuxième, méthode empyrique.

L'une rectifiera ce que l'autre pourrait avoir de défectueux , elles s'éclaireront réciproquement.

On fera donc des recherches sur le larynx , la trachée , les bronches et les cavités nasales des chevaux siffleurs.

On s'assurera si les nerfs pneumogastriques et laryngés ne sont ni comprimés, ni déviés ; enfin , s'ils n'ont pas éprouvé dans leur organisation propre des altérations ; si aucune de ces causes n'existe , on ne s'en occupera plus.

On injectera la membrane muqueuse du larynx pour reconnaître si le tissu caverneux s'y rencontre en plus grande quantité dans les chevaux affectés du cornage , que dans les chevaux sains ; si ce fait était confirmé , on pourrait facilement indiquer les moyens d'y remédier.

Si une espèce de cornage était occasionnée par la compression des nerfs de la huitième paire ; si cette compression était déterminée par les ganglions lymphatiques situés aux bronches , et sous l'aponévrose qui est à l'entrée de la poitrine, le traitement n'offrirait aucune difficulté.

Il résulte de tout ce que nous venons de dire, qu'on ne doit pas s'occuper du cornage déterminé par des altérations physiques , des vices de conformation , parce que , pour y remédier , il faut employer des opérations chirurgicales.

S'il était prouvé que le sifflage soit dû au développement d'un tissu caverneux, on serait conduit à défendre de se servir de ces chevaux comme étalons, on les ferait châtrer ; ce qui serait avantageux sous une foule de rapports.

Le traitement mis en usage sur l'animal en expérience, a eu pour but de diminuer l'engorgement des ganglions lymphatiques situés à l'entrée de la poitrine qu'on soupçonnait comprimer les pneumogastriques. La dissection des parties sur un autre cheval qui était affecté du cornage a prouvé que les nerfs étaient comprimés. Elle nous a prouvé de plus qu'il existe une large expansion aponévrotique qui recouvre la face inférieure de la trachée à son entrée dans le thorax. C'est au-dessous de cette aponévrose que se trouvent les ganglions lymphatiques et les deux nerfs pneumogastriques. Or si ces ganglions augmentent de volume, ils exerceront une compression plus ou moins forte sur les nerfs de la huitième paire avant la naissance des nerfs recurrens , d'où résultera le rapprochement des lèvres de la glotte et le bruit du cornage.

L'engorgement des ganglions lymphatiques par suite d'une inflammation aiguë ou chronique qui attaque les chevaux , est très-fréquente. Les causes qui déterminent ces ganglionites sont très-communes , sur-tout dans les animaux herbivores , où la prédominance du système lymphatique se rencontre ordinairement , lorsque les animaux ont été élevés dans des lieux bas , marécageux, où règne le froid humide. On voit alors

les tissus blancs prendre du développement au
détriment du système vasculaire à sang rouge ; les
fonctions deviennent languissantes ; la chylose,
l'hématose se font imparfaitement : cet état est
accompagné d'une activité plus grande de toutes
les sécrétions muqueuses, avec nutrition plus
active dans les tissus celluleux et graisseux.

Si nous avions besoin de confirmer ces assertions, nous ferions observer que l'animal en expérience présente tous les caractères du tempérament lymphatique ; que les ganglions de l'aine
et sous-linguaux sont plus volumineux dans les
chevaux du même âge doués d'un autre tempérament. Nous ferons encore remarquer que ces
ganglions sont dans un état fluxionnaire. Nous
nous sommes assurés qu'ils augmentaient de volume, devenaient douloureux, lorsque l'air atmosphérique était froid et humide, et qu'on
administrait des médicamens qui agissent en irritant le système lymphatique, tels que les préparations d'iode, d'oxymel scillitique ou de col-
chique, et l'acétate d'ammoniaque ; tandis qu'on
voyait diminuer l'engorgement inflammatoire de
ces ganglions, en saignant l'animal, en cessant
toute administration d'iode, et en le laissant en
repos avec la précaution de ne pas l'exposer à
un courant d'air froid et humide.

Nous avons fréquemment observé ces changemens pendant que l'animal était en expérience.
Un des inconvéniens des animaux qui sont de
ce tempérament, c'est qu'il devient très-difficile de faire disparaître l'irritation qui s'est

fixée sur les ganglions : elle persiste d'autant plus long-temps, qu'attribuant ces tuméfactions à un état de faiblesse, on emploie tous les remèdes capables d'augmenter l'irritation déjà existante. On recherche encore un remède spécifique pour traiter les maladies qui affectent les animaux qui sont dans ces conditions ; mais on est loin de la véritable route, puisque tous les remèdes proposés, vantés, sont puisés dans la classe nombreuse des excitans. Doit-on être surpris qu'on ait si peu réussi jusqu'à présent, puisque le traitement était empirique, et la méthode curative perturbatrice ?

Nous n'exposerons pas ce qu'on a administré jour par jour à cet animal, puisque l'emploi de ces remèdes a eu des effets nuisibles, puisque son état ne s'est pas amélioré sous l'influence de l'iode et de l'acétate d'ammoniaque.

Il faut le dire, ces moyens sont peu convenables ; nous sommes portés à conclure que si on les continuait, on verrait se développer les lésions si connues qui caractérisent la morve. Il faut maintenant agiter la question de savoir s'il ne serait pas aussi curieux pour nous de bien déterminer les différentes causes qui occasionnent la morve, maladie si désastreuse qui fait abattre tant de chevaux chaque année ? C'est un point d'une grande importance dont nous nous occuperons ailleurs. Il est assez ordinaire lorsqu'on fait des expériences sur l'économie animale, d'être conduit vers un but différent de celui qu'on se proposait d'atteindre.

Nous avons cependant guéri un jeune chien qui avait la respiration sifflante, accompagnée de vomissemens répétés; ces phénomènes étaient occasionnés par le gonflement des corps tyroïdes, et par de grosses tumeurs qui étaient situées de chaque côté du cou dans la gouttière des jugulaires, précisément sur le trajet des nerfs pneumogastriques. Nous employâmes pour la guérison de ce jeune animal, qui mourut deux ans après, des suites de la rage, des onctions d'une pommade faite avec l'hydriodate de potasse et de l'axonge.

On doit donc conclure que les fonctions si importantes des poumons sont diminuées ou suspendues, puisque l'air n'arrive qu'imparfaitement dans leur intérieur ; or nous croyons que l'hématose est aussi suspendue pendant l'exercice. Il y aura alors moins d'oxigène absorbé et moins d'acide carbonique formé. Le sang noir ou veineux ne se convertira qu'en partie en sang vermeil ou artériel. Or, dans ce cas, le sang sera moins vivant, moins chaud, moins excitant des organes, des viscères; de là le défaut d'énergie musculaire qu'on observe dans les chevaux affectés du sifflage. Voilà pourquoi ils ne peuvent fournir une course plus ou moins violente sans manifester les phénomènes d'une asphyxie éminente (1).

On pourra ne pas approuver ces rapproche-

_______________

(1) Nous avons observé que la quantité de fibrine diminuait dans une grande proportion.

mens, ces considérations ; mais nous dirons qu'il devient important de connaître les rapports des phénomènes entr'eux, de lier, de coordonner les faits ; car le but d'une théorie est de réunir sous un fait général tous les faits particuliers, qui de près ou de loin s'y rattachent. Si l'on suivait une méthode contraire, les observations resteraient isolées, individuelles, sans lien commun ; elles ne pourraient conduire à aucun principe thérapeutique. Il est évident qu'on se perdrait dans les détails, si on faisait des expériences sur toutes les causes auxquelles les auteurs ont attribué le sifflage ; c'est parce qu'on a suivi une marche si peu philosophique, que la science est si peu avancée sous le rapport qui nous occupe.

L'observation et l'expérience semblent prouver que dans l'emploi des moyens curatifs, il faut avoir égard aux fonctions si importantes des poumons, puisque les animaux périssent asphyxiés. C'est donc là l'indication principale. Comment faire pour que le sang veineux se change en sang artériel ? Il faut lever l'obstacle, qui est la compression des nerfs de la huitième paire.

En nous occupant de ces expériences, il s'est présenté à nous un fait curieux. Un cheval corneur ayant été mis à notre disposition, nous l'avons fait saigner à l'artère carotide, pendant qu'il était au repos, et que la respiration paraissait facile. Le caillot que ce sang a formé étant bien lavé nous a donné 27 grains de fibrine, et présentait une couenne inflammatoire du quart de son épaisseur. Ayant ensuite fait trotter l'animal, la gêne de la respiration s'est manifestée et le cornage s'est fait entendre. Au bout de vingt-cinq minutes de course nous avons fait répéter la saignée à la même artère ; elle a eu lieu dans le même vase, et le caillot, qui n'a présenté aucune trace de couenne inflammatoire, lavé de la même manière que la première fois, ne nous a plus donné que 22 grains de fibrine. Nous avons ensuite rentré ce cheval à l'écurie ; et, cinq heures après, ayant pratiqué une nouvelle saignée, toujours d'après les mêmes moyens et dans le même vase, la couenne inflammatoire s'est représentée dans les mêmes proportions ; mais le caillot ne contenait plus que 21 grains de fibrine. Ce cheval ayant été ensuite abattu, nous avons reconnu que le cornage était dû à l'abaissement d'un des cartilages arythénoïdes, qui se trouvait gonflé, ossifié, et bouchait presque la glotte.

L'expiration était bien moins gênée que l'inspiration, parce que ce cartilage se trouvait soulevé dans le premier cas, et que dans le deuxième il y avait occlusion presque complète. Il serait important de poursuivre ces expériences, et de vérifier si dans l'asphyxie par privation d'air, ou dans l'affection nommée cornage, outre la décoloration du sang, il n'existerait point aussi une diminution notable de la fibrine, ce qui pourrait rendre compte du défaut de force musculaire que l'on rencontre dans ces animaux, dont on est forcé de se défaire.

# DE

# LA POUSSE.

Nous avions fait depuis long-temps des ouvertures de chevaux affectés de la pousse ; M. Godine , dans son traité d'Hygiène , en a rapporté plusieurs qu'on peut consulter , et sur lesquelles nous ne reviendrons pas ici ; mais , peu satisfait des différentes hypothèses inventées par les auteurs qui ont écrit sur cette affection , nous avons , en 1818, fait des recherches , dont nous indiquerons les principaux résultats.

Un cheval, poussif à un haut degré , et sur lequel le soubresaut , phénomène qui caractérise la pousse, avait été bien constaté , fut tué par effusion de sang. A l'ouverture nous avons observé les altérations suivantes : le larynx n'a rien offert de particulier ; il existait un emphysème dans le tissu cellulaire qui se trouve entre les cerceaux supérieurs de la trachée , et la membrane muqueuse ; le fluide aériforme , qui distendait ce tissu cellulaire , rétrécissait le diamètre du canal aérien ; il y en avait une plus grande quantité dans la région moyenne de la trachée , que vers le larynx et les bronches. Nous devons insister sur cette particularité , bien digne d'attention ;

elle n'a pas été mentionnée dans les ouvrages sur la pousse, c'est ce qui nous a engagés à en faire la remarque, ce fluide élastique étant épanché dans une région qu'on n'est pas dans l'habitude d'examiner à l'ouverture des animaux.

Il existe, de plus, dans le cheval, une large aponévrose qui n'a pas été décrite ; elle s'étendrait en haut jusqu'au niveau de la cinquième vertèbre cervicale , et en bas , elle se terminerait à la première côte , et enverrait un prolongement jusque dans la cavité thoracique ; cette production aponévrotique recouvre , comme le ferait une sangle , les ganglions lymphatique de l'entrée de la poitrine, les nerfs pneumogastriques , grands sympathiques , les récurrens , les artères, les veines , et le canal thoracique. Lorsqu'on fait la ligature de ce canal , on doit bien prendre la précaution de ne pas détruire cette portion aponévrotique, parce que le pus qui provient de la plaie s'infiltre dans la poitrine , et y occasionne de grands désordres ; plusieurs chevaux en expérience en sont morts.

Nous serions tentés d'admettre que c'est à la même cause qu'on doit attribuer la mort prompte qui survient à la suite des tumeurs ou engorgemens nommés avant-cœurs , plutôt qu'à la nature charbonneuse ou gangréneuse de cette humeur , idée qui est admise trop généralement ; on conçoit aussi que le gonflement ou la tuméfaction des ganglions lymphatiques, qui sont placés au-dessous de cette aponévrose, exerce une compression sur les nerfs pneumogastriques et récurrens , et sur la trachée , de manière à occasionner , dans un cas , le cornage , et dans l'autre la pousse. Nous préférons puiser nos preuves dans la texture et l'organisation des parties , que de nous appuyer sur les causes qui seraient hors de l'animal , parce qu'elles sont trop souvent vagues , incertaines et hypothétiques , ce qui constate de plus en plus l'utilité des recherches d'anatomie pathologique , seul moyen d'éclairer tout ce qui a rapport à la science nosologique.

Les poumons du cheval poussif ont présenté un grand nombre de petits ballons élastiques transparens , enveloppés par la plèvre, et qui tenaient au tissu de cet organe par des pédicèles très-étroits ; la plèvre pulmonaire était , de plus , détachée et soulevée par un fluide aériforme , qu'on déplaçait facilement par la moindre pression ; les cellules des poumons étaient visibles à l'œil nu , tandis que dans l'état naturel on peut à peine les distinguer , même avec une forte loupe. Mais une lésion importante, qui n'a pas même été indiquée dans les ouvrages vétérinaires, c'est que le fluide élastique avait distendu les cellules si fines et si serrées , dans l'état sain du tissu interlobulaire ; elles sont minces , à demi desséchées et incolores , ce qui les fait distinguer du tissu des poumons , qui est rouge ; cet emphysème opère la séparation et l'isolement des lobules pulmonaires. On se rend raison de ce phénomène, en admettant que quelques cellules pulmonaires ont été déchirées par suite d'efforts très-violens.

Il est difficile, par l'inspection, de reconnaître l'endroit où s'est faite la rupture ; mais cette
infiltration d'air ne pourrait-elle pas être due à
une sorte de sécrétion ? Dans le typhus des bêtes
bovines nous avons souvent rencontré presque
tout le tissu cellulaire du corps infiltré d'air, et
particulièrement celui qui entoure et sépare les
lobules pulmonaires. Ce dernier était également
emphysémateux dans des vaches qui étaient mor-
tes des suites de corps étrangers, implantés dnas
le tissu du cœur, qui avaient déchiré les cavités
de cet organe ; on peut encore attribuer cet
emphysème interlobulaire à la rétention forcée
et prolongée de l'air inspiré, qui a lieu dans tout
effort violent et long-temps soutenu, comme
lorsque l'animal tire en montant ou dans des
courses longues et rapides.

On s'est assuré de l'état des poumons en les
faisant sécher, et en les coupant en portions
très-minces, au moyen d'un instrument bien
tranchant. On remarque alors que les cellules
pulmonaires sont agrandies, que le tissu interlobulaire est distendu par un fluide aériforme,
qu'il existe des cavernes plus ou moins grandes,
ou un tissu aréolaire qui renferme un fluide
élastique. Pour bien expliquer ce mode d'altération et les phénomènes qui en résultent, il
faut se rappeler que les fluides élastiques sont
composés de particules qui tendent à se repousser
les unes les autres ; or, en vertu de cette propriété, il est évident que l'air renfermé dans les
cavernes pulmonaires des chevaux poussifs, doit

presser en tout sens les parois de cellules où il est renfermé , ce qui maintiendra les poumons dans un état habituel de distension ; l'affaissement de ce viscère spongieux ne pourra s'exécuter que difficilement ; le fluide élastique ne pouvant se dégager des cavités où il est contenu , le volume du poumon sera seulement susceptible d'une légère diminution , et pour que ce phénomène soit produit , l'animal affecté sera forcé de mettre en jeu des puissances qui agissent très-peu dans la respiration ordinaire et habituelle des chevaux sains. C'est à ces circonstances que l'on serait tenté d'attribuer la respiration particulière des chevaux poussifs , qu'on appelle soubresaut. Cette étiologie nous paraît la seule raisonnable pour expliquer la respiration par secousses et entrecoupée des chevaux affectés de pousse. J'ajouterai que j'ai pendant long-temps partagé l'opinion des vétérinaires qui avaient avancé qu'on ne rencontrait aucune lésion dans les poumons de ces chevaux ; mais en examinant ce viscère desséché , j'ai bientôt reconnu mon erreur , en trouvant les cellules agrandies , des cavernes , et souvent des bronches dilatées ; cette dernière lésion offre des formes très-variées , souvent il n'y a que quelques rameaux de dilatés , d'autres fois un plus grand nombre ; mais pour bien apprécier cette altération , il faut s'être habitué à comparer , sur un certain nombre de sujets , les tuyaux bronchiques. Il est facile de se tromper , un rameau dilaté ressemblant à une division bronchique , plus grande.

Aussi nous sommes-nous habitués à ouvrir toutes les divisions de l'arbre bronchique ; c'est ce qu'on fait rarement , et c'est ce procédé qui nous a fait distinguer les rameaux dilatés de ceux qui ne le sont pas ; il arrive aussi que la dilatation d'une bronche n'est pas au même degré dans toute son étendue, elle offre alors de petites cavités, capables de loger un pois ou un corps plus volumineux; il importe encore de ne pas confondre ces cavernes avec des excavations tuberculeuses ou des vomiques , qui sont très-souvent en communication avec la membrane interne des bronches. On rencontre aussi dans l'intérieur du canal aérien des mucosités épaisses , abondantes, qui par leur présence dilatent les ramifications où elles se trouvent. Cette dilatation pourra encore être occasionnée par de l'air qui est emprisonné par ces mucosités ; et comme elles sont sécrétées en grande abondance dans les catarrhes muqueux et dans les bronchites , le seul moyen à employer serait de diminuer la sécrétion des mucosités, et d'en déterminer l'évacuation. C'est le cas d'administrer le soufre , le kermès minéral, les amers , les préparations de fer, la gomme ammoniaque , le tartre émétique , la poix résine, qui agit comme diurétique ; au reste cette dilatation des bronches est plus commune qu'on ne le croit ordinairement. On est conduit, d'après ces observations, à reconnaître l'importance de ces recherches anatomiques , qui sont d'autant plus utiles pour notre médecine , qu'elle est bien moins avancée que celle de l'homme qui , dans ces derniers temps , a fait d'immenses progrès. Rien ne prouve mieux la nécessité de ces nouvelles recherches , que les différentes opinions admises par les hippiatres pour expliquer les phénomènes de la pousse. En effet, cette affection est attribuée à des bronchites chroniques , à l'emphysème du poumon , à l'état variqueux et anévrismatique des vaisseaux capillaires , à l'ulcération , à l'hypertrophie des poumons et du cœur , à la rupture du nerf diaphragmatique , à des lésions organiques , aux affections des canaux aériens , à des hydropisies , à des douleurs occasionnées par les maladies du foie , de l'estomac , du péritoine , et enfin aux maladies des organes accessoires de la respiration. M. Rodet regarde la pousse comme déterminée le plus ordinairement par des bronchites chroniques , très-fréquentes dans l'espèce du cheval. L'étiologie que nous avons indiquée précédemment , nous dispensera de discuter la valeur de chacune de ces causes ; leur grand nombre embarrasse et obscurcit la science au lieu de l'éclairer ; ensuite , comment le praticien pourra-t-il se reconnaître au milieu de ce dédale ?

Loin d'exposer les opinions des différens auteurs qui ont traité de la pousse , nous avons cru utile de renvoyer le lecteur aux mémoires de Godine , de Moussy et de Rodet , qui sont entrés , sur cet objet , dans de grands développemens.

Mais avant de passer à l'exposition des faits particuliers , faisons remarquer que ce grand

nombre de lésions admises par différens auteurs
pourraient bien se réduire à une seule, l'*emphysème pulmonaire*, accompagné ou non de la dilatation des bronches. Il est d'autant plus intéressant de bien établir notre assertion, qu'en la
démontrant, nous écarterions cette foule de causes, dont le moindre inconvénient est d'obs-
curcir l'étiologie de cette affection. En effet,
s'il arrive constamment que le soubresaut, signe
caractéristique de la pousse, ne se manifeste
que lorsqu'il y a emphysème interlobulaire ou
autre, ne serait-ce pas une forte présomption
que cette infiltration d'air est la véritable cause
de cette maladie? Les autres lésions rapportées
par les auteurs, ne seraient alors envisagées que
comme des complications qui existeraient en
même temps, et dans le même viscère que l'emphysème des poumons.

On lit à la fin de l'ouvrage de Floyer, sur
l'asthme, l'ouverture d'une jument affectée de la
pousse : les viscères de l'abdomen étaient en
bon état, le diaphragme sain ; les poumons se
trouvaient gonflés, beaucoup plus gros qu'à l'ordinaire, le dehors était couvert de bosselures,
formées par des vésicules distendues par un
fluide élastique. L'auteur souffla de l'air dans
quelques lobes du poumon ; il observa que ce
fluide n'en sortait plus, et que le poumon ne
s'affaissait pas, ce qui montrait clairement que
les vésicules avaient été distendues outre mesure, ou rompus par quelques efforts. L'air avait
passé, par quelque ouverture, dans la substance

du viscère, ce qui déterminait une enflure
continuelle de l'organe, la difficulté de respirer, et occasionnait les grands efforts que
les muscles étaient obligés de faire. L'auteur
ajoute qu'il n'y avait de polypes ni dans le
cœur, ni dans les vaisseaux sanguins des poumons ; ce viscère n'était pas adhérent ; il n'a
remarqué aucune tumeur ou obstruction ; toute
la substance spongieuse du poumon était gonflée d'air, et la jument sur laquelle il a fait
ses observations n'était poussive que depuis
un an.

A l'ouverture d'une brebis, âgée de cinq ans ,
nous avons observé les symptômes qui caractérisent la pousse à un haut degré : il y avait effec-
tivement soubresaut. Le berger nous a déclaré
que ce symptôme s'était manifesté depuis environ
trois semaines , et que cet animal jouissait auparavant d'une parfaite santé. Nous fûmes très-curieux d'examiner avec soin les lésions qui pouvaient avoir occasionné ce phénomène singulier,
sur un animal qui n'est pas ordinairement sujet
à la pousse. L'examen du corps offrit une adhérence du diaphragme avec le deuxième estomac;
et dans une cellule du côté gauche de sa grande
courbure , il se trouva un trou arrondi , de la
grosseur d'une tête d'épingle , qui traversait les
membranes de cet estomac, le diaphragme, les
parois externes du ventricule gauche du cœur ,
et pénétrait dans la cavité intérieure. Cet organe
était de plus couvert partout, excepté vers la
pointe , d'une matière fibrineuse, ou de sang

desséché , disposé en fausse membrane , et adhérait au péricarde.

Ce que cette observation présente d'intéressant , c'est qu'on voyait sur les parois du ventricule gauche deux trous , à peu de distance.
Celui qui était supérieur , se trouvait bouché
par un caillot solide , et qui paraissait ancien ;
l'autre avait laissé fluer du sang liquide et accu-
mulé au fond du péricarde : c'est sans doute ce
dernier épanchement qui aura occasionné la
mort prompte de l'animal. On trouva , de plus ,
son poumon très-emphysémateux ; l'infiltration
d'air se faisait remarquer dans le tissu interlobulaire.

L'ouverture d'un taureau , âgé de 3 ans , sur
lequel on avait reconnu le soubresaut qui caractérise la pousse , présenta une adhérence du
deuxième estomac avec le diaphragme ; on vit
à la face interne du bonnet une ouverture , qui
pénétrait dans une grande poche , située dans
la poitrine ; en vidant cette poche , remplie d'un
caillot de sang et d'un liquide verdâtre , on
trouva un morceau de fil de fer , de six pouces
de longueur , dont une des extrémités pénétrait,
de quelques lignes , dans le ventricule droit du
cœur , et l'autre avait percé le diaphragme et
le deuxième estomac ; la substance musculaire
du cœur était transformée en une matière fi-
breuse , blanche , qui avait , dans quelques
points , la consistance et l'aspect d'un cartilage ;
le péricarde adhérait à l'oreillette et au ventricule droit.

Les poumons, volumineux, crépitans, renfermaient un fluide aériforme, qui avait séparé
les lobules, et soulevé la plèvre, à travers laquelle on apercevait distinctement les particules
d'air; il y avait, de plus, des kystes nombreux,
remplis d'une matière blanchâtre, caséiforme et
sans odeur; nous les avons regardés comme des
tubercules ramollis; il s'en trouvait aussi au milieu du tissu des poumons, qui étaient également
arrivés à l'état de ramollissement; la membrane
des gaines synoviales des quatre membres était
rouge et épaissie, la synovie blanchâtre et
puriforme, principalement autour des tendons
perforans. Cet animal avait présenté pendant sa
vie une tuméfaction très-douloureuse des quatre
membres, accompagnée des symptômes de la
fourbure; les viscères renfermés dans l'abdomen ont offert peu d'altérations; la membrane
interne de la caillette et des intestins grêles s'est
montrée rouge et épaissie; le foie volumineux
était gorgé de sang presque incolore; son tissu
se trouvait jaunâtre et avait l'aspect d'un corps
graisseux.

Ici, pour rendre raison de la fréquence des
lésions du cœur, occasionnées par des corps
étrangers, il est utile de se rappeler que le
deuxième estomac des ruminans est situé en avant
du sac gauche du rumen, en sorte que sa face
antérieure repose contre le diaphragme, et la
postérieure est appuyée au rumen, tandis que la
grande courbure repose sur la région sternale;
de son côté le péricarde, ou la poche du cœur,

se prolonge , par sa pointe , à gauche et en arrière , et n'est séparée du deuxième estomac que
par le diaphragme.

Admettons , à présent que nous connaissons
la position respective des parties , qu'un corps
étranger , une aiguille , soit avalé par une bête
bovine avec les alimens , et qu'il parvienne
dans le deuxième estomac ; trouvant moins de résistance du côté du diaphragme que du rumen , le
corps étranger chemine en avant , avec d'autant
plus de facilité, que dans l'inspiration le diaphragme fait disparaître la cavité du deuxième estomac
où il est tombé , en le comprimant contre le
rumen ; de cette manière , étant porté en avant,
il arrive dans le tissu du cœur , après avoir percé
le péricarde vers sa pointe. Ces explications anatomiques feront disparaître ce que ce phénomène pourrait présenter d'extraordinaire , et
donnent la raison de la fréquence des inflammations du cœur et du péricarde , occasionnées par des corps étrangers , dans les animaux
à quatre estomacs. Il est bon de faire remarquer
que le deuxième estomac et le cœur sont dans
la même direction , et à quelques centimètres de
distance l'un de l'autre.

Nous avons observé les mêmes phénomènes
sur une vache de huit ans , qui a présenté le
soubresaut , comme les chevaux poussifs. A l'ouverture , il y avait une aiguille ordinaire , im-
plantée dans le tissu du ventricule droit du cœur,
et près de sa base ; le péricarde renfermait une
grande quantité d'un liquide semblable à de la

sanie rougeâtre et d'une odeur très-fétide ; ses parois étaient épaissies et transformées en une substance qui avait quelque analogie avec le cartilage ; le cœur était recouvert d'une fausse membrane de même nature, et le tissu correspondant à cette fausse membrane était blanc, serré, et se rapprochant de celui des tendons ; nous l'avons comparé au *coraco cubital* du cheval ; le poumon était très-emphysémateux ; le rumen renfermait une grande quantité d'alimens accumulés, qui exhalaient une odeur très-forte, et sa membrane interne s'est détachée et a resté collée à la masse alimentaire ; ceux du feuillet étaient très-secs, et les lames intérieures très-rouges ; il y avait dans la caillette des matières liquides, teintes par le sang ; la membrane interne était rouge et épaissie ; les intestins grêles, affaissés, vides, comme si l'animal n'avait pas mangé depuis long-temps, et était mort de faim. L'état d'altération des estomacs et la membrane interne, qui s'est détachée, doivent être considérés comme dus à un commencement de putréfaction, qui se développe toujours très-rapidemment dans les ruminans. Ces phénomènes doivent engager les vétérinaires à faire connaître avec précision le temps qui s'est écoulé depuis la mort jusqu'à l'époque où l'on fait l'ouverture ; sans cette précaution, on décrirait comme une altération maladive, ce qui ne serait qu'un effet de la putréfaction. Nous aurions pu grossir le nombre de ces observations ; mais celles

que nous venons de rapporter nous ont paru
suffisantes pour éclairer l'objet qui nous occupe.

Imiterons-nous les vétérinaires qui ont établi
la classification des maladies des bestiaux sur les
mêmes principes que celles de l'homme ? La méthode de Sauvages , de Cullen , de Pinel et de Ri-
cherand , pouvaient-elles servir à ranger con-
venablement les maladies des animaux ? Il serait
plus facile de signaler les inconvéniens , que de
faire connaître les avantages que ces essais présentent pour la médecine comparée. On se per-
suade trop que des tables qui permettent de
parcourir les objets d'un coup d'œil , facilitent
l'étude , parce qu'elles offrent les différens noms
des maladies , des définitions , et qu'elles servent
de table de matières ; on est dans l'erreur. C'est
ainsi que l'enseignement sur les maladies épizootiques se bornait à des définitions , à retenir les
époques, les noms des pays qu'elles avaient
ravagés, et le nombre des animaux qui en avaient
été victimes. Sur quels principes établir les espèces nosologiques ? Elles ne peuvent être syno-
nymes de l'espèce des naturalistes. Aussi , sur ce
point fondamental de la fixation des espèces ,
l'arbitraire est au point, que Sauvages en a ad-
mis 1800 , Cullen moins de 600 , et Michel Sagar
2500. Qu'on juge, d'après cet exemple , avec
quelle rigueur ces auteurs ont procédé pour établir les espèces de maladies.

La nosologie vétérinaire est loin d'offrir un
corps de doctrine qui lui soit propre. Les écrits

sur cette matière portent l'empreinte des doc-
trines en vogue à l'époque où ils ont paru. Si
nous étions dans l'intention de passer en revue
ces classifications, il serait facile de donner des
preuves de nos assertions. Tout est soumis à
l'arbitraire le plus absolu. Chaque auteur adopte
des principes différens, aussi l'édifice n'a-t-il
aucune régularité. On peut dire que l'art vétérinaire a laissé envahir son domaine propre,
par des écuyers, des praticiens, des maréchaux,
des agriculteurs, enfin par des médecins. Chacun se croit en droit de changer la direction et
d'indiquer à cet art un but différent, en sorte
qu'il est difficile de déterminer, au milieu de ces
changemens continuels, ce qui constitue son
véritable domaine. S'il en est ainsi, la médecine
comparée est arbitraire, fondée sur des abstrac-
tions, et n'a pas d'existence réelle. Si on continue
à suivre une marche aussi contraire à l'observation, non-seulement la pathologie, mais la thérapeutique, ne pourront faire de progrès. Est-il
étonnant que la partie curative soit encore dans
les ouvrages, même les plus modernes, la partie
faible de la médecine comparée. Depuis Végèce,
jusqu'à nos jours, quels progrès a faits la matière
médicale vétérinaire ? Conjectures, observations
incomplètes, douteuses, doses erronées, expériences mal faites, indications mal saisies,
vertus arbitraires, et en grand nombre attri-
buées à la même substance, de manière que
vingt épithètes ne suffisent pas pour les faire
connaître, voilà ce que l'on trouve dans les

ouvrages, consultés cependant avec tant d'em-
pressement. Il faut bien suivre la mode , et pouvoir entasser, dans une formule, un grand nombre de substances qu'on n'a jamais éprouvées seules. Puis, d'ailleurs, le peuple juge le mérite d'un
vétérinaire comme d'un médecin, à la facilité
avec laquelle il compose un plus ou moins grand
nombre de formules. Aussi, tout dans la thérapeutique est encore sous l'influence d'un empirisme arbitraire et grossier. On recherche avec
avidité des recettes pour combattre des groupes
de symptômes , qu'on regarde comme des maladies. Un tel état de choses ne peut plus être
toléré de nos jours; il faut suivre une autre
marche , adopter une meilleure méthode , si
l'on veut avancer la science et sortir de ce chaos ;
il faut cultiver l'anatomie pathologique : elle
nous fera remonter à la cause et au siége des maladies, elle nous en développera la nature.

Un autre motif s'oppose à l'avancement de la
pathologie comparée : c'est qu'il n'est que trop
ordinaire de voir que, sous le titre de nosologie,
de nosograhie , d'élémens de pathologie , on
traite des sujets qui ne sont pas en rapport au
titre même ; en sorte que l'ouvrage n'a aucun
des caractères d'une nosologie , ni ceux d'un
traité de pathologie ; il n'est pas mieux un
livre élémentaire, il a encore moins la forme
d'élémens , on ne peut pas non plus le regarder
comme un ouvrage de médecine d'observation ,
ni le considérer comme un précis d'anatomie
pathologique. Aussi éprouve-t-on le plus grand

embarras pour déterminer le but véritable que l'auteur s'est proposé d'atteindre. Il semblerait qu'il n'avait pas bien réfléchi sur son dessein, et, faute de plan, l'ouvrage est amphibie, sans caractère bien décidé ; c'est un de ces ouvrages bâtards ; l'on ne sait à quelle division de la science on doit le rattacher. De pareilles entreprises font juger défavorablement l'art ; elles font croire aux hommes instruits que la science, loin d'avancer, fait des pas rétrogrades, ou qu'elle reste stationnaire à la vue des progrès immenses de l'anatomie pathologique.

Il devient utile de faire connaître notre pensée toute entière ; entrons sans crainte dans des développemens sur ce sujet, qui mérite bien d'être discuté et approfondi. Jusqu'à présent nos ouvrages de pathologie et de thérapeutique ont été calqués sur ceux de la médecine de l'homme. On nous dispensera de citer des exemples. Cette méthode, pour être généralement adoptée, n'en est pas moins défectueuse.

Je n'ignore pas qu'on va me dire qu'il est plus facile d'abattre que de bien construire ; on ne manquera pas d'ajouter que si les vétérinaires ne consultent, ne lisent plus les ouvrages consacrés à la médecine de l'homme, ils éprouveront le plus grand embarras pour s'instruire, n'ayant pour étudier que très-peu de bons traités sur la pathologie comparée. Dans ce cas, les inconvéniens surpasseraient les avantages ; ne pouvant suivre la voie de l'instruction, il vaut mieux recourir, dira-t-on, à l'analogie, que de se voir

privé de tout secours. Nous ne voulons ici que signaler les abus qu'on fait de ces ouvrages, où sont
établis les principes généraux. En les étudiant,
on ne peut descendre avec sécurité dans les
applications pratiques, partie essentielle et fon-
damentale; car après tout il importe d'apprendre à guérir les animaux.

Faisons connaître, pour compléter ces considérations, les bases sur lesquelles on pourrait
établir la nosologie comparée.

Ainsi, sous le point de vue du système nerveux, ou sous le rapport de l'innervation, il
existe de grandes différences entre l'homme et les
animaux. Dans l'homme, les nerfs ont une grande
finesse, le cerveau est très-volumineux et la
moelle épinière moins développée; dans le cheval, les nerfs sont gros, le cerveau très-petit, la
moelle épinière, en proportion, plus étendue.

D'après Charles Bell, la moelle épinière est
composée de six faisceaux, trois pour chaque
moitié; l'un est antérieur, l'autre est postérieur,
le troisième, moyen ou latéral; chacun d'eux est
chargé d'une fonction distincte propre. Ainsi le
faisceau antérieur serait destiné au mouvement,
le postérieur au sentiment, et le moyen aux fonctions de la respiration. M. Magendie a fait des
expériences qui confirment cette théorie; nous
en avons répété quelques-unes, elles nous ont
paru exactes. Il résulte que les nerfs qui concourent aux phénomènes mécaniques de la respiration sont indépendans des parties de la
moelle épinière, qui donnent naissance aux

nerfs de la sensibilité générale et du mouvement. Les nerfs respirateurs sont le facial, la portion dure de la troisième paire , les pneumogastriques, les diaphragmatiques , le spinal ou trachélodorsal, le respirateur externe du thorax, les intercostaux. Ces nerfs puisent leur action dans les faisceaux latéraux de la moelle épinière; ce qui le prouve , c'est que nous avons très-souvent trouvé les nerfs pneumogastriques altérés. Les expériences que nous avons citées sont positives ; d'ailleurs la quantité de fibrine diminue par la gêne même de la respiration. L'animal sur lequel on fait la section, au milieu du cou, des deux nerfs pneumogastriques, périt ordinairement en cinq jours, précisément à la même époque qu'on voit mourir les animaux affectés de charbon ou du typhus. Il semblerait que le sang ne peut vivre que cet espace de temps, s'il ne reçoit pas l'influence de la moelle épinière. Une autre considération importante et qui n'est pas à négliger, c'est que ce sang injecté dans la veine jugulaire d'un cheval sain , occasionnera une maladie analogue au charbon , ou fortement inflammatoire, qui fera périr l'animal, ce qui mériterait d'être bien vérifié et constaté.

Legalois et Flourens ont obtenu un résultat applicable à la pathologie. Si l'on détruit une portion quelconque du prolongement rachidien, indépendamment du trouble général qui se manifeste dans toute la circulation, il survient encore un trouble local bien évident dans l'organe qui tire ses nerfs de la portion de la moelle lésée.

Ainsi emportez la fin de la moelle dorsale et lombaire sur un lapin adulte, la circulation générale ne tardera pas à languir, mais le cours du sang sera suspendu dans les parties correspondantes aux désordres, bien avant de l'être dans les autres parties du tronc. Nous venons tout récemment d'observer un jeune bœuf paralysé des membres postérieurs, qui nous a présenté un exemple remarquable de ces phénomènes. La moelle dans la portion lombaire était comprimée par une fausse membrane, et de nombreux tubercules cretacés. Dans un mouton ces phénomènes étaient dus à la présence d'un entozoaire du genre des cœnures, il était situé au milieu du faisceau gauche de la moelle lombaire.

L'atteinte portée à la circulation locale explique le refroidissement de la peau des parties paralysées, la cessation de sa transpiration, le peu d'abondance de la secrétion urinaire et de l'exhalation intestinale.

Nous avons déjà parlé de l'influence de la cinquième paire, sur la sensibilité et la nutrition de l'œil, de la membrane nasale, et nous n'y reviendrons plus.

On voit d'après ces considérations que l'on pourrait rapporter beaucoup de maladies des animaux aux lésions des fonctions des nerfs respirateurs, à la moelle épinière qui tient sous sa dépendance la circulation générale et locale, et la myotilité générale si fréquemment dérangée dans le cheval. En résumé, les maladies les plus graves et les plus fréquentes ont leur siége dans les organes de la respiration , de la circulation , de la locomotion et de la digestion ; fonctions qui sont à leur tour sous la dépendance de l'innervation.

Les auteurs de nosologie vétérinaire ont-ils établi leurs classifications d'après ces principes ? S'ils ne les ont pas suivis, leur travail est donc incomplet ; il ne peut éclairer ni la pathologie ni la thérapeutique , et offre sous ce rapport très-peu d'utilité. Ces classifications artificielles des maladies contribueraient, si on les adoptait, à donner une mauvaise direction à une science qui ne consisterait que dans des suppositions , et ne reposerait plus sur l'observation et l'expérience. De plus longs détails nous écarteraient trop du plan que nous nous sommes tracé. Nous les réservons pour un autre ouvrage , consacré aux maladies épizootiques, et qui paraîtra incessamment.

# DISCOURS [1]

## DE M. DUPUY,

DIRECTEUR DE L'ÉCOLE ROYALE VÉTÉRINAIRE DE TOULOUSE ;

PRONONCÉ

Dans la Séance publique du 7 novembre 1828, pour l'ouverture des Cours de cette Ecole.

----

MESSIEURS,

Soixante-dix ans se sont écoulés depuis que, le 1.er janvier 1762, fut ouverte, à Lyon, la première Ecole Vétérinaire (2). Dès sa fondation cette école rendit des services si importans, que Louis XV la prit sous sa protection spéciale, et lui accorda le titre d'Ecole royale Vétérinaire. Le premier fondateur fut Bourgelat, qui a si bien mérité de son pays : nous devons associer à sa gloire le ministre Bertin ; il nous légua deux belles institutions, les Sociétés d'Agriculture et les Ecoles Vétérinaires. Ecoutons un instant ce que Bourgelat disait à cette époque : « L'Agriculture est aujourd'hui un des princi- » paux objets de l'attention du gouvernement ;

----

(1) Ce Discours m'ayant été demandé, j'ai pris le parti de le faire réimprimer.

(2) Celle d'Alfort fut ouverte en 1766.

» malgré la difficulté des circonstances et des
» temps, ses regards sont fixés sur cette partie
» intéressante ; il y porte l'encouragement et les
» lumières. Des sociétés d'Agriculture établies
» dans différentes provinces s'occupent du soin
» d'éclairer les propriétaires, et déterminent
» enfin les cultivateurs à franchir les limites que
» l'habitude, le préjugé et l'ignorance leur ont
» malheureusement assignées. Quoique l'homme,
» ajoute Bourgelat, ait été condamné à la sueur
» et à la peine, il ne saurait lui seul procurer
» à la terre l'abondance et la fertilité qui résul-
» tent de la bonne culture ; ses bras, impuissans
» et trop faibles pour arracher à cette mère
» commune les productions nécessaires à notre
» subsistance, ont besoin du secours et de la
» force des animaux, qu'il a su maîtriser ; l'é-
» tude de leur conservation entrait donc dans le
» projet d'augmenter la principale source des
» richesses de l'Etat. »

Mais l'art Vétérinaire était encore dans l'ab-
jection à l'époque où Buffon publiait les premiers volumes de son *Histoire Naturelle*. Le Pline
français marquait des regrets de ce que la santé
de cet animal utile, la plus noble conquête que
l'homme ait jamais faite, avait été abandonnée
aux soins et à la pratique souvent aveugles de
gens sans connaissances et sans lettres. La médecine, que les Anciens ont appelé Vétérinaire,
n'était connue que de nom : Buffon était persuadé que si quelque médecin tournait ses vues
de ce côté-là, et faisait de cet objet sa principale

étude, il en serait bientôt dédommagé par d'amples succès. On ne doit pas être surpris que cet art ait été oublié dans l'arbre figuré des connaissances humaines, qu'on doit au célèbre Bacon, chancelier d'Angleterre; mais cette omission a été réparée dans le tableau, qu'à l'imitation de Bacon, les illustres auteurs de l'ancienne Encyclopédie ont mis à la tête de ce vaste recueil, et dans lequel Bourgelat a inséré des articles qui mériteraient d'être plus connus et plus consultés qu'ils ne le sont. En parcourant le tableau de Dalembert, on reconnaît que l'art Vétérinaire fait partie de la science étendue qu'on appelle Zoologie ou Histoire Naturelle des animaux. Mais, avant d'entrer en matière, il est d'une grande importance de bien établir le domaine propre de cet art, de faire connaître qu'une de ses branches se rattache à l'économie rurale. Cette distinction utile n'est pas assez généralement sentie. Cette dernière, ou l'économie rurale, est une science si compliquée, que Columelle, ce savant agriculteur, le même qui reprochait aux Romains d'avoir un grand nombre de professeurs d'agrément, tandis que l'agriculture, cette mamelle de l'Etat, n'était pas enseignée, n'avait pas un seul professeur. Ce savant craignait d'arriver au terme de ses jours sans pouvoir en connaître toute l'étendue. En effet, l'économie rurale se compose de l'application d'un grand nombre de sciences, de connaissances en physique, en chimie, en botanique, en zoologie, en minéralogie, et dans une foule d'arts mécaniques. L'agriculture elle-même n'en est qu'une sous-division. Quoique cette branche de nos connaissances ait fait de nos jours d'immenses progrès, elle est loin encore d'être arrivée au terme des découvertes.

L'ami des laboureurs n'est-il pas affligé de voir d'immenses plaines sans être cultivées, sous le vain prétexte que la terre a besoin de repos; de voir encore partout la ruineuse et improductive jachère? Les connaissances sur les assolemens, un des objets de la plus haute importance, ne sont donc pas assez répandues; nous n'avons pas la moitié des bestiaux nécessaires pour les besoins de nos exploitations rurales. Ne cessons de répéter que trente millions de bêtes à laine nous manquent encore. Les irrigations bien ordonnées deviennent utiles, indispensables, sur-tout dans les départemens méridionaux. La France éprouve trop souvent des années de sécheresse, qui détruisent les moissons, les fourrages et les prairies artificielles. Parmi ces années, on distingue celles de 1782 et 1783, dans lesquelles un vent du nord ayant soufflé constamment pendant quinze à seize mois, a tout dévoré et a laissé les bestiaux sans aucun moyen de subsistance. Aussi a-t-il fallu, en 1784, acheter plus que jamais des bestiaux étrangers, et le nombre de bœufs et de moutons importés a été très-considérable cette année et la suivante. Je le demande, contre une mortalité de bestiaux occasionnée par une pareille cause, que peuvent les médicamens et toutes les ressources de la pharmacie ? Il se présente à mon esprit un fait qui confirme ce que je viens d'avancer ; il est trop intéressant pour le négliger. Lavoisier, qui a tant contribué aux progrès de la chimie, s'était occupé pendant plus de dix années d'expériences d'agriculture. Il avait rassemblé des matériaux qui ont été perdus pour nous. Cet homme célèbre, poussé si brusquement dans la tombe, pensait que la révolution qu'on pouvait opérer dans la culture serait utile même aux propriétaires qui l'auraient entreprise. Il reconnut que la première chose à faire pour régénérer la ferme dont il s'était chargé, était d'établir des prairies artificielles et de multiplier la subsistance des bestiaux. Ce système d'exploitation étant nouveau dans le pays, Lavoisier ne pouvait être guidé par rien ; il fut obligé d'étudier le terrain, de multiplier les essais. C'est lui qui y a introduit l'usage du parc, contre lequel il existait beaucoup de préjugés. Comme ce n'est qu'à force d'engrais qu'on peut parvenir à augmenter les pailles dans une ferme, et qu'en même temps ce n'est qu'à force de pailles qu'on peut augmenter les engrais, on conçoit que ce double objet ne peut être rempli que par une marche progressive et lente. Aussi l'agriculture en France ne peut-elle être améliorée que par de riches propriétaires qui voudront bien sacrifier une partie de leurs économies à la culture de leurs terres. En effet, ce n'est qu'au bout de huit à dix ans d'une exploitation dispendieuse qu'on commence à ressentir l'influence des améliorations qui ont été faites , et ce terme excède déjà celui de la plupart des baux. Mais un obstacle très-grand , qui a manqué de renverser, peut-être sans ressource , le plan entamé par Lavoisier, s'il n'y avait opposé les plus grands efforts , c'est la sécheresse de 1785. Ce fléau , funeste à la plus grande partie du royaume , l'a été encore davantage pour les terres susceptibles de se durcir et de se gercer, comme celle que Lavoisier exploitait. Les moyens mis en usage pour sauver ses bestiaux avaient été indiqués par la Société d'Agriculture de Paris. Il avait fait semer sur les jachères , dans les mois de mai , juin et même juillet , de la vesce ; en la coupant en vert dans le mois de septembre , il a obtenu un fourrage abondant. Il a de plus semé du sarazin après la récolte des seigles. Il a trouvé un secours efficace dans les gros navets ou turneps ; ceux semés en juillet et en août, et plus tard , ont fourni un fourrage vert pour l'automne et le printemps suivant. Enfin ses troupeaux ont peu souffert cette année ; il n'y a eu ni vaches ni moutons malades. Lavoisier en a été quitte pour quelque diminution dans le produit du lait et du beurre. Une circonstance intéressante nous a engagé à entrer dans cette discussion ; c'est que la diminution du lait s'est fait sentir long-temps encore après que l'abondance a été rétablie , et ce n'est qu'au bout d'un an que les vaches ont rendu la quantité de lait ordinaire. Ce fait est d'autant plus curieux , qu'il fait connaître combien la nourriture exerce d'in-

fluence sur l'économie des animaux , et comment des fourrages détériorés , mal récoltés ,
de l'avoine javelée, altérée, peuvent occasioner
des mortalités, six mois , même un an après
l'usage de ces mauvais alimens. Si on s'en rap-
portait aux idées reçues , on ne pourrait attribuer la maladie à une cause aussi éloignée.
Qu'on nous permette ici une réflexion qui découle de ce qui précède. Il importe donc d'apporter le plus grand soin dans le choix des
alimens , puisqu'ils exercent une si grande influence sur l'économie. Il importe encore de
les varier, c'est une des règles les plus utiles de
l'hygiène vétérinaire , qu'on est loin d'adopter.
En effet , on nourrit encore aujourd'hui le
cheval de troupe comme il y a plusieurs cen-
taines d'années. Cette méthode est-elle la meilleure ? en fait-on mieux en suivant cette routine ?
nous ne le pensons pas. Nous sommes convaincu
que l'on pourrait diminuer de beaucoup le
nombre de chevaux de cavalerie qui sont victimes de la morve , si on ne parvenait pas à la
faire disparaître totalement. Il faudrait , pour
y arriver , changer le régime en usage ; ce
qu'on obtiendrait , si au lieu d'avoine on nourrissait les chevaux avec des alimens fermentés
et sous forme panaire. On lit dans la *Gazette
d'Agriculture*, année 1773 , qu'on fait en Suède
du pain avec la farine d'avoine , et l'on a trouvé
que par ce moyen on épargnait la moitié de la
dépense que coûte la nourriture d'un cheval.
Messieurs les Académiciens de Dijon croient

qu'il y aurait beaucoup d'avantage à adopter cette méthode en tout temps et pour tous les bestiaux. Nous partageons cette opinion. Nous ajoutons qu'on pourrait rendre cette nourriture plus avantageuse, en employant d'autres grains que l'avoine, tels que le maïs, l'orge, le seigle, la fève de marais, le haricot. Et voici notre raisonnement : L'avoine fournit moins d'amidon ou de matière nutritive que les autres semences. Si on employait, par exemple, les graines de plantes de la famille des légumineuses, on changerait ainsi les assolemens ; cette circonstance exercerait une influence immense sur notre agriculture. Le système triennal qui entraîne avec lui nécessairement des jachères improductives, n'est-il pas encore généralement en usage, malgré ses nombreux inconvéniens ? Nous mettrons au nombre des avantages de donner la nourriture sous forme panaire, celui de convertir en substance nutritive l'eau, qui ne coûte rien, qui se combine intimement, par l'acte de la fermentation, avec les autres substances, en sorte qu'elle ajoute à leur poids, sans en augmenter le prix. De plus, nous dirons que l'eau rend l'amidon plus soluble, et par suite plus facile à digérer. Mais, peut-on ne pas prévoir l'utilité pratique d'une pareille méthode, qu'on repoussera sans doute parce qu'elle serait en opposition formelle avec les idées reçues ? Si l'observation et l'expérience prouvent que la morve une fois déclarée n'est pas susceptible d'être guérie par les médicamens qu'on administre , si les idées curatives sont erronées , si les remèdes qu'on emploie le sont aussi , d'après des suppositions hypothétiques tout-à-fait mensongères , pourquoi ne pas changer de manière de voir ? pourquoi ne pas tourner ses regards vers les moyens préservatifs , en cultivant les racines de betterave , pomme de terre , etc. ? Pourquoi chercher dans la pharmacie des remèdes qu'elle ne peut offrir ? Ce n'est pas ici le lieu de donner tout le développement que comporte la théorie que nous avons embrassée ; cependant , en terminant ces considérations , qui nous ont paru d'un grand intérêt , nous dirons que si contre la morve on emploie ordinairement les préparations de mercure , regardant ce métal comme susceptible d'une très-grande division ; en raisonnant d'après cette hypothèse , on doit prévoir que les molécules du médicament parvenues dans l'intimité des organes vivans , agiront comme corps étranger, et comme tel occasionneront des désordres sans avantages curatifs.

Je le demande, si la morve provenait, par exemple , d'un défaut de nutrition, le mercure pourrait-il réparer les pertes et s'assimiler aux parties vivantes ? J'en ai assez dit pour prouver que tout ce qui se rattache à l'économie rurale et à la multiplication des animaux ne pourra jamais être envisagé dans une école vétérinaire que d'une manière purement spéculative. Je ne veux cependant pas dire qu'un propriétaire qui posséderait des connaissances de physiologie et de pa-

thologie comparées n'aurait pas de grands avantages pour élever et multiplier les bestiaux ; car
très-peu de vétérinaires sont , sous le rapport
de la fortune , dans la position de se mettre à la
tête d'une exploitation rurale et de prêcher
d'exemple. Ce n'est pas qu'il ne fût à désirer ,
dans un pays agricole comme la France , que
les fils de maîtres de poste et de riches cultivateurs connussent assez leurs véritables intérêts ,
pour s'instruire de ce qui tient à l'économie animale. Ce défaut de connaissances ne les place-t-il
pas , soit dit en passant , dans les mêmes conditions fâcheuses où serait le chef d'une manufac-
ture de produits chimiques , qui n'aurait aucune
notion de chimie ?

Après avoir suffisamment développé la partie
de notre art qui se rattache à l'économie rurale,
il ne nous reste plus qu'à nous occuper de la
deuxième division de l'art vétérinaire , qui com-
prend la médecine comparée. C'est cette branche importante qu'il est nécessaire d'approfon-
dir , et qui fera l'objet de l'enseignement dans
l'école de Toulouse.

La Médecine Vétérinaire doit être considérée
sous les trois points de vue suivans , savoir : *la
connaissance de l'animal sain et malade , l'étude des
moyens curatifs, et l'application de ces mêmes moyens.*
Cette division renferme , 1.º l'anatomie générale
et spéciale, la physiologie expérimentale, la pathologie et pathogénie ; 2.º la connaissance des
moyens de conserver la santé et de guérir les maladies , ou , en d'autres termes , l'hygiène , la

diététique, la chirurgie et la matière médicale ;
3.º enfin , l'application des moyens curatifs , la
thérapeutique et la clinique.

Tous les objets d'étude doivent être dirigés
vers ces trois points , que nous regardons comme
fondamentaux ; mais quelle méthode adopter
pour l'instruction ? On doit sans doute préférer
la méthode élémentaire ; on doit commencer
par voir beaucoup , et revoir souvent. Une attention trop scrupuleuse n'est pas très-nécessaire ,
elle serait en quelque sorte nuisible aux élèves
qui commencent à s'instruire. Le point important
dans cet enseignement élémentaire est d'exposer
les faits et les phénomènes qui agissent sur les
sens. L'élève ne possédant aucune connaissance
médicale préliminaire , on ne peut pas tirer des
termes de comparaison de ce qu'il sait , puisqu'il
ignore tout. On doit éviter toutes les idées abs-
traites. Cet enseignement sera donc actif , agissant, on ne se hâtera point de tirer des rapports
d'un trop grand nombre de faits , si l'on ne veut
pas épuiser l'esprit de l'élève en fausses combinaisons , en résultats contraires à la vérité. Il
faut voir aussi sans dessein , laisser marcher l'esprit de lui-même, se reconnaître , s'assurer et
lui laisser former seul la première chaîne de ses
idées. Le défaut qu'on peut reprocher à la méthode en usage , c'est de supposer des connaissances acquises à celui qui vient pour en acquérir.
Qu'arrive-t-il ? ce n'est qu'après avoir suivi plusieurs fois le même cours que l'élève saisit la marche analytique des idées, et profite véritablement.

Le cours d'étude commencera par l'anatomie des régions. On exposera d'abord les noms et la position des différens organes qui entrent dans la composition de l'animal. Au lieu de s'étendre sur les os, les muscles, et de rejeter à la fin du cours tout ce qui regarde les vaisseaux et les nerfs, on commencera par l'exposition de ces dernières parties, qu'on examinera dans leur origine, leur trajet et leur terminaison. En suivant cette méthode, on fera connaissance, dès le début, avec tous les viscères, avec tous les organes, puisque les vaisseaux se distribuent partout, de la même manière que dans la géographie on suit le cours des fleuves et qu'on indique les différentes villes qui se trouvent disséminées sur leurs bords. Cette espèce de topographie terminée, l'élève s'assurera par lui-même, au moyen de dissections répétées et soignées, du volume, de la forme et de la situation respectives des différens organes du corps de l'animal.

Dans une autre partie du cours d'anatomie destiné pour la deuxième année, on étudiera les différens tissus, systèmes ou élémens qui composent l'organisme. On s'occupera aussi de l'unité de composition organique, le plus grand fait de la nature vivante, doctrine des naturalistes éclairés, que M. Geoffroi Saint-Hilaire, professeur d'histoire naturelle au Muséum de Paris, désigne par les appellations abrégées de Théories des analogues, Principes des connexions, Affinité élective des élémens organiques, et Balancement des organes. Présentée sous cette forme nouvelle, l'anatomie changera totalement la face de la physiologie ; elle exercera une influence directe sur la médecine pratique ; elle permettra de ramener à un principe unique tant de faits que les pathologistes avaient observés sans découvrir la loi qui les rapproche et les réunit en un seul faisceau. On ne peut plus dire, d'après cette Théorie, que les organes sont toujours identiques, mais bien les matériaux dont ils se composent. Cette distinction importante, et pas assez connue, change entièrement l'état de la question. On terminera cette étude anatomique par des expériences de physiologie, qui auront pour but de faire connaître l'usage des organes : ainsi on fera des sections, on exercera des compressions sur les nerfs de la huitième paire, ou pneumogastriques, pour apprécier l'influence qu'ils ont sur les fonctions des poumons et de l'estomac. On fera des expériences sur l'absorption, la circulation, etc.

La même méthode sera appliquée à l'étude des plantes, ou à la botanique. Pour rendre la nomenclature ou glossologie moins aride, le professeur donnera des notions très-abrégées de physique végétale ; il comparera l'organisation des plantes monocotylédones à celle des dicotylédones, traitera de l'usage des feuilles et des organes de la fructification ; il développera les principes qui servent de base à la méthode de Tournefort, au système de Linné, et finira par exposer avec soin et détail la méthode des familles naturelles , comme étant la meilleure et facilitant la description des plantes alimentaires , médicinales et vénéneuses. Surtout on ne perdra jamais de vue que c'est un cours de botanique appliquée que l'on doit faire aux élèves.

Le cours dit de l'*extérieur des animaux*, sera divisé en deux parties distinctes : dans la première, on tracera la circonscription des différentes régions du corps de l'animal ; on fera connaître leurs noms et ceux donnés aux tares ; on parlera des signalemens , des différentes nuances de la robe, des balzanes , etc. ; dans la seconde, on traitera des leviers , des aplombs , du centre de gravité, des allures ; on comparera la force d'un animal avec celle d'un autre ; on indiquera les changemens de position que prennent les différentes parties , lorsque l'animal tire , trotte, ou galoppe ; ainsi deux objets occuperont le professeur : l'animal en repos, l'animal en mouvement. On fera apprécier par des exemples combien de temps peut travailler tel ou tel animal , de telle ou telle race.

L'hygiène, ou l'art de conserver la santé , sera considérée sous le rapport des différentes fonctions qui constituent l'économie animale : l'hygiène de l'individu, et l'hygiène de l'espèce. Dans l'exposition des matières , on aura sans cesse présent à l'esprit que toutes les observations étant fragmentaires et empiriques , on éprouve la plus grande difficulté à les réunir sous un seul principe.

( 195 )

Passons actuellement à l'exposé des sciences qui s'occupent des moyens curatifs.

Pharmacie. Exposition des caractères physiques et chimiques des drogues simples en usage ; opérations mécaniques et chimiques adoptées pour convertir les substances simples en médicamens ; règles suivies pour les préparer et les conserver ; principes de l'art de formuler ; indication des formules magistrales et officinales ; inconvéniens qui peuvent résulter des formules très-composées, et motifs qui doivent les faire rejeter ; tels sont les différens sujets du cours de chimie pharmaceutique. On envisagera la matière *Médicale*, d'après Bourgelat, sous trois points de vue, savoir : prolégomènes, étude des médications et application à la thérapeutique.

Pathologie. Elle sera divisée en générale et spéciale. La première roulera sur tous les objets communs à toutes les maladies, tels que nomenclature, synonymie, causes, pronostic, diagnostic, symptômes, signes, classification. On finira par établir les différences qui existent entre la nosologie, la médecine d'observation et la médecine pratique. Dans la seconde, *Pathologie spéciale*, on décrira les maladies au lieu de donner de longs détails sur les symptômes et les causes, on commencera par les lésions cadavériques ; on s'efforcera de remonter de ces effets à leurs causes. De là naissent l'anatomie et la physiologie pathologiques. Par cette méthode, on abrégera les descriptions et on arrivera à des résultats très-avantageux à l'instruction de l'élève.

13.

Le professeur n'oubliera pas que dans ces sciences très-peu avancées ( nous parlons de la médecine comparée ), l'erreur est très-voisine de la
vérité ; on procédera donc avec une grande réserve , et on restera dans le doute toutes les fois
que les notions seront obscures.

Pour compléter cette partie de l'enseignement , il devient indispensable d'observer les
animaux malades , ce qui constitue la visite et
le cours de clinique , objets confondus dans nos
écoles , et qui sont la matière de l'enseignement pour les troisième et quatrième années
d'études.

Tel est , Messieurs , le plan très-abrégé d'enseignement que nous nous proposons d'établir
dans l'Ecole royale Vétérinaire de Toulouse.

Ne doit-on pas être surpris que le fondateur
de nos écoles , Bourgelat , qui avait étudié le
droit et avait été reçu avocat dans cette ville ,
ne l'eût pas choisie de préférence à Lyon pour
y établir la première Ecole Vétérinaire ? Toulouse est déjà célèbre dans l'antiquité par les
grands hommes qui sont sortis de son sein. L'O-
rient ne se rappelle-t-il pas encore ce brave
Raymond qui , le premier , arbora la croix sur
les remparts de la ville sainte ? La France ne se
glorifie-t-elle pas des magistrats sortis de ses
murs ? de Bertrandi , et de ce Duranti qui périt
victime de son zèle et de sa fidélité à son Roi ?
Ce magistrat n'a-t-il pas des droits à notre ad-
miration et à nos respects. Rappelons ici la réponse qu'il adressa à ses assassins , quand ils

s'écrièrent : *Voici l'homme.* — *Oui,* dit-il avec un visage serein qui portait l'empreinte.de l'innocence, *oui, me voilà ! quel crime ai-je commis pour vous inspirer cette haine implacable ?*

La poésie ne doit-elle pas son premier asile à Toulouse ? et Jean d'Aragon n'envoya-t-il pas des ambassadeurs à Charles VI pour lui demander des poètes, dans l'intention de fonder un établissement de la gaie science ? Qui pourrait s'empêcher d'admirer la générosité de Clémence Isaure, qui fournit à ses frais des prix que l'Académie des Jeux Floraux distribue encore tous les ans ? Sa statue atteste à la postérité ses droits à notre reconnaissance. Il manquait à tant de belles institutions destinées à l'instruction des habitans des villes, un établissement modeste, destiné à s'occuper de l'instruction des habitans des campagnes, qui doivent être l'objet de nos sollicitudes, comme elles sont une des sources de la prospérité publique. Eh ! quel pays pouvait mieux apprécier l'utilité d'une Ecole Vétérinaire que celui qui, en 1774, fut dépeuplé de ses bestiaux par une épizootie meurtrière qui coûta quatre millions au gouvernement, et autant aux provinces ? qu'un pays qui vit des soldats armés massacrer impitoyablement ses bestiaux ; massacre cruel qui affligea tellement le cœur de l'infortuné Louis XVI, et du vertueux Turgot qu'ils créèrent la Société royale de Médecine de Paris, destinée à rechercher les moyens capables d'arrêter à l'avenir de sem-

blables fléaux. (1). Cette épizootie excita encore
la sollicitude de ce Brienne, dont les monu-
mens attestent, encore de nos jours, toute la
générosité, et nous ne pouvons mieux faire que
de rapporter ici quelques passages de la lettre
pastorale qu'il publia en décembre 1774 au sujet
de cette calamité : « Notre bien, dit cet illustre
» prélat, est consacré aux habitans des cam-
» pagnes. Eh ! quel meilleur usage puis-je faire
» de celui que je possède, que de le répandre
» dans leur sein pour adoucir leur malheur !
» C'est à vous, ajoute-t-il, en s'adressant aux
» curés de son diocèse, c'est à vous à éclairer
» la dévotion du peuple et à la diriger de ma-
» nière que, sans rien perdre de sa ferveur,
» elle n'aille pas, par des pratiques supersti-
» tieuses, contrarier les vrais principes du
» christianisme, ou par un éclat indiscret ajou-
» ter encore aux alarmes publiques. Je vous
» annonce, en conséquence, que je ne me dé-
» terminerai qu'avec la plus grande réserve à
» permettre les processions qui me sont deman-
» dées. C'est dans nos églises, c'est au pied des
» autels que Dieu veut être fléchi. C'est dans les
» jours particulièrement consacrés au Seigneur
» qu'il veut être prié. Vous aurez soin, en con-

---

(1) Il est utile qu'on sache (la masse l'ignore) que c'est à
notre médecine qu'on est redevable de l'institution de la
Société royale de Médecine de Paris, qui a rendu, par ses
travaux, de si grands services aux sciences médicales.

» séquence , de demander à Dieu tous les jours
» la conservation des bestiaux..... Il ne suffit
» pas de l'honorer des lèvres , il faut l'adorer
» de cœur et d'esprit , expier nos fautes plus
» par des vertus que par des offrandes , et de-
» venir meilleurs pour qu'il ne continue pas à
» nous punir.... Notre devoir, dit-il en finis-
» sant, est de nous sacrifier au bien des peuples
» qui nous sont confiés ; en me mettant à portée
» d'y contribuer vous acquerrez des droits à ma
» reconnaissance. »

Honneur aux administrateurs éclairés qui ont
sollicité si vivement l'établissement d'une Ecole
Vétérinaire à Toulouse, et qui en ont senti toute
l'utilité ! Deux écoles en France n'avaient déjà
fourni qu'un petit nombre de Vétérinaires ; à
peine suffisent-ils pour traiter un vingtième de
nos animaux, et le reste est entre les mains
d'empiriques de toutes les couleurs, qui n'ont
jamais rien appris , ou qui se sont bornés à
meubler leur mémoire de recettes monstrueuses
qu'ils appliquent à toutes les maladies, et qu'ils
ont puisées dans la boutique où ils ont fait leur
apprentissage. Espérons que ces administrateurs éclairés qui ont si bien mérité de l'agriculture, emploieront tous les moyens mis à leur
disposition pour fournir tous les objets qui
pourront compléter l'instruction de nos élèves ,
qui viennent principalement pour apprendre
à conserver et à guérir les bêtes bovines et les
bêtes à laine , ces animaux que les Suédois
appellent aux pieds d'or, désignant par cette

métaphore qu'ils enrichissent les pays où on les multiplie.

On a reproché, peut-être injustement, aux Ecoles de Lyon et d'Alfort d'être principalement des écoles d'hippiatrique, où l'étude du cheval est en quelque sorte exclusive, et de ne s'occuper que d'une manière accessoire des autres animaux domestiques. Instruits par l'expérience, les professeurs de l'Ecole de Toulouse éviteront de pareils reproches, et se conformeront à l'esprit de l'ordonnance royale, qui prescrit de s'occuper spécialement des bêtes bovines. Pour arriver à cet heureux résultat, les professeurs dirigeront tous leurs efforts vers les connaissances pratiques : la ville, par des mesures de police, pourrait seconder leurs vues, et fournir les moyens d'augmenter, en quelque sorte, sans frais, l'instruction des élèves Il s'agirait d'obliger les équarrisseurs à ne faire les ouvertures des animaux qu'ils abattent chaque jour, qu'en présence des professeurs et des élèves de l'Etablissement : les cas rares seraient préparés par les élèves eux-mêmes, et ces pièces anatomiques réunies fourniraient une collection précieuse pour l'enseignement ; en supposant qu'on n'ouvrirait que cinq cents animaux par an, les élèves en auraient examiné deux mille pendant leurs quatre années d'étude, tandis que le vétérinaire le plus zélé n'en a le plus souvent ouvert qu'un bien petit nombre pendant le cours d'une grande pratique.

Les portes de l'Ecole, comme le recommandait Bourgelat , seront toujours ouvertes aux Médecins et aux membres des sociétés savantes, qui y trouveront tous les moyens de faire des expériences soit sur les effets des poisons , soit sur les animaux affectés de maladies ; ainsi il existerait à Toulouse une Ecole de Physiologie expérimentale qui manque à la capitale. Cette étude est le sujet d'un prix annuel fondé par l'Institut ; peut-on prévoir l'influence qu'exercerait une pareille école consacrée aux expériences? Lorsqu'on pense que vingt années suffiraient, comme le disait le docteur Cabanis, pour vérifier toutes les observations , ce travail perfectionnerait les méthodes curatives : tous les problèmes seraient résolus , et la médecine se trouverait au niveau des autres sciences par sa certitude , comme elle l'est déjà par la haute importance des différens buts qu'elle se propose.

Honneur aux magistrats de cette ville ! Honneur aux hommes d'état dont les vues supérieures ont su vaincre toutes les résistances (1)! leurs noms viennent s'associer, pour un si grand

_________________

(1) Enfin l'École royale vétérinaire de Toulouse est instituée. Elle est plus particulièrement destinée à étudier les maladies et le traitement des bêtes bovines trop négligés ailleurs. Elle possède dans son sein tous les élémens de prospérité , et, quoi qu'on en dise , elle ne se montrera pas inférieure aux deux autres. Elle aura sur ces dernières, rivales et jalouses, l'avantage qu'offre toujours la vigueur et la jeunesse. On ne verra pas de long-temps l'École de Toulouse se ressentir des effets malheureux de la caducité.

bienfait , à ceux de Bertin et de Bourgelat , immortels fondateurs de ces écoles créées par Louis XV, encouragées par Louis XVI , protégées par Louis XVIII, réorganisées par Charles X notre auguste monarque, qui fait consister toute sa gloire dans le bonheur de ses sujets.

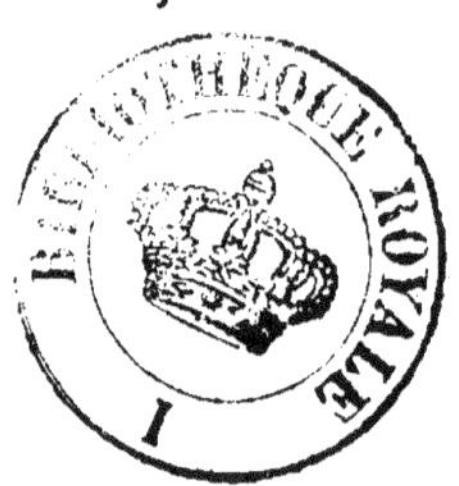


FIN.

# TABLE RAISONNÉE

## DES MATIÈRES CONTENUES DANS CE VOLUME.

FIN DE LA TABLE.

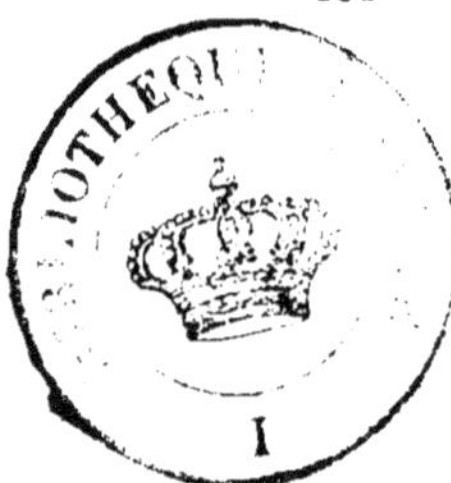